永田 宏

JN042507

健診結果の読み方
気にしたほうがいい数値、気にしなくていい項目

講談社+α新書
プラスアルファ

まえがき

　毎年受ける職場健診。項目は30種類、40種類、なかには50種類という会社もあります。法律では年1回が義務付けられていますが、年2回やっている会社もあります。

　ところが健診結果をうまく生かせるひとは、決して多くありません。何しろ結果を見ても、数字や記号が何を意味しているのか、チンプンカンプンだからです。検査項目は多いのに、説明はほとんどありません。

　しかも勝手に「＊」が付けられているじゃありませんか。なかには、この印が「異常」を示していることすら分かっていないひともいるほどです。

　とは言っても、健診結果にはみんな興味津々ですし、ほとんどのひとが「＊」の数で一喜一憂したりしています。とくに血糖値や血圧は、大いに気になります。それに加えて、健康食品会社や医薬品会社が煽るものだから、自分の健康が心配なひとで世間は溢れています。

　でも健診はもともと、自分の健康状態を把握するものですし、毎年元気に健診を受けられるのは、逆に言えば健康な証拠とも言えます。「＊」が多少多くても、その意味を理解していれば、あまり心配しないで来年も元気に健診を受けられることでしょう。

　そんな思いから、健診でよく出てくる項目について、臓

器別・病気別にまとめて解説したのが本書です。別に先頭から読まなくても構いません。気になった項目について、パラッと読んでいただくだけでも、大いに参考になるはずです。たとえば「ヘマトクリット」が貧血に関係することや、「クレアチニン」が腎臓の指標であることが分かるだけでも、健診結果の見方が変わってくるでしょう。

　また随所に健診にまつわるトリビア的な話をコラムとして加えておきました。職場での健康リーダーになれること、請け合いです。

　しかし知識だけでは、ちょっと物足りません。自分の数値が、世の中全体で、どんな位置づけになっているのか、知りたいはずです。それに打ってつけのデータがあります。厚生労働省の「ＮＤＢオープンデータ」です。

　これは毎年のレセプトデータ（健康保険などで行われた医療の中身）を集計したものです。各都道府県別で、男女別・年齢別に、どんな検査や治療や手術が何件行われたか、どんな薬がどれだけ処方されたかといったデータが、Ｅｘｃｅｌ形式のファイルで集計されており、インターネットから誰でも自由にダウンロードして使うことができます。

　そのＮＤＢオープンデータのなかに、特定健診の結果も入っているのです。ご存知のように、特定健診とは40歳以上（74歳まで）の全国民に義務付けられた健診、別名

「メタボ健診」のことです。

　その特定健診のデータが、男女別・年齢別・都道府県別に集計され、やはりＥｘｃｅｌ形式で提供されています。これによって、自分の結果が他人と比べてどうなのか、といったことが分かるようになりました。

　たとえば空腹時血糖値が110だったとします。これだと異常を意味する「＊」が付いてしまいます。しかしこの数字がどれだけ悪いのか、いままでは謎でした。ＮＤＢオープンデータによって、自分がどの辺りにいるかが、はじめて分かるようになったのです。

　仮にあなたが東京都在住の、50代後半の男性だったとしましょう。すると空腹時血糖値の分布は次のようになっています（令和２年度［2020年度］NDBオープンデータより）。

　　　糖尿病疑い（126以上）　　　　　9.6パーセント
　　　境界領域（110以上～126未満）　12.4パーセント
　　　正常高値（100以上～110未満）　23.5パーセント
　　　正常値（70以上～100未満）　　　54.4パーセント

　つまり血糖値110のあなたは、ギリギリ「境界領域」に入っていることになり、100人中、上から20人目辺りにいることが分かります。しかし「糖尿病型」と判定されるまでには、まだかなりの余裕がありますし、ちょっと摂生するだけで「正常高値」の仲間入りができるわけです。

　本書には、最新の特定健診データも載せておいたので、もし健診で異常を指摘されても、自分がどの辺りにいるのか、すぐに分かります。

　ぜひとも一家に一冊、職場に一冊、本書をご用意いただいて、皆さんの健康にお役立てくださいますよう、切に願う次第です。

　最後に、本書の出版に当たって、講談社の第一事業本部企画部長である鈴木崇之さんに、多くのご尽力を賜りました。この場をお借りして、お礼を申し上げます。

令和6年3月吉日　永田　宏

健診結果の読み方◎目次

第4章　糖尿病

第5章　脂質

第6章　肝機能

第7章　腎機能

第8章　痛風と関節リウマチ

第9章　視力と聴力

第10章　がん検診

第 1 章

身体計測

1．体重（ＢＷ）

　健診で必ずやるのが「身体測定」、つまり体重と身長です。2008年に導入された特定健診（メタボ健診）では、40歳以上を対象に、腹囲（腹回り）も加わりました。

　40歳を境に、職場健診が特定健診と呼び名が代わるのは鬱陶しいので、本書ではとくに必要のない限り**「職場健診」**で統一することにします。

　なお小学校で必ずあった座高の測定は、ほとんど意味がないという理由で、2014年に廃止になっています。子供たちや若い人たちに座高の話をしても、おそらく通じないので、おじさん・おばさん世代は気をつけないといけません。

　まずは体重を見ていきましょう。と言っても、体重に基準値や正常値は設定されていません。つまり、どれだけ重くても軽くても、健診結果に異常値を表す「＊」は付かないということです。

　しかしそれでは話が終わってしまうので、ひとつの目安として「令和元年（2019年）国民健康・栄養調査（厚生労働省）」から性別・年齢別の体重平均値（表1）を抜き出しておきます。単位はkgです。

　当然ながら、バラつきはかなり大きくなっています。統計学的には、50代の男性で48〜94kg、女性では37〜74kgのあいだに95パーセントのひとが入ります。

表1　性別・年齢別の体重平均値（単位：kg）

（令和元年［2019年］国民健康・栄養調査［厚生労働省］より作成）

	男性	女性
26〜29歳	70.4	53.4
30代	70.0	54.3
40代	72.8	55.6
50代	71.0	55.2
60代	67.3	54.7
70歳以上	62.4	51.1

　ちなみに30代、40代に入った頃から、男女とも「中年太り」が始まります。その原因のひとつが基礎代謝量、つまりじっとしていても消費されるカロリーの低下です。30代に入ると、1日当たりの基礎代謝が、年に5〜10キロカロリーずつ減ると言われています。

　これを1年（365日）に換算すると、約1800〜3700キロカロリーとなります。

　その余分なカロリーが、すべて体脂肪として蓄積されるとしましょう。体脂肪は1kgで約7200キロカロリーです。

　そこから計算すると、毎年0.25〜0.5kgほど、体脂肪が増えることになります。大した量ではなさそうですが、10年続けば2.5〜5kg、20年で5〜10kgの体重増となるのです。もちろん運動量が減れば、もっと増えます。

　どうでしょう。中年になって太ったというひとは、納得いただけましたか。

　なかにはほとんど太らないひとがいます。大学の入学式に着たスーツが、中年になってもまだ着られるというひとも、たまにいます。そういうひとは、よほどストイックな生活をしているか、特殊体質の持ち主かもしれません。だから普通の人は気にしなくて構いません。太るほうが自然なのです。

　ほとんどのひとは、中年太りを経験しますが、心配は要りません。還暦を過ぎる頃から、食が細くなっていくからです。しかも揚げ物などを食べると、胸焼けを起こしやすくなるため、なるべく避けるようになります。必然的に摂取カロリーが減って、痩せていくのです。

　実際、街で丸々と太っている高齢者を見かけることは、あまり多くありません。まあ、太り過ぎで早死にしたからだ、という見方もできますが、**加齢とともに大半のひとが痩せていきます**。それは表１の数字でも明らかです。

　だから会社の健診で、去年の体重より若干増えたからといって、あまり気に病む必要はないのです。「そのうち痩せるさ」と割り切れば、ストレスを感じなくて済みます。

2．身長（Ht）

身長にも基準値や正常範囲はありません。「令和元年（2019年）国民健康・栄養調査」によれば、年齢別・性別の身長平均値（表2）は次のようになっています。単位はcmです。

表2　年齢別・性別の身長平均値（単位：cm）

（令和元年［2019年］国民健康・栄養調査［厚生労働省］より作成）

	男性	女性
26〜29歳	171.8	157.9
30代	171.5	158.2
40代	171.5	158.1
50代	169.9	156.9
60代	167.4	154.0
70歳以上	163.1	149.4

バラツキはかなりありますが、統計学的には、50代までの男性なら158cmから182cmまで、女性では146cmから167cmまでに、95パーセントのひとが入ります。

残り5パーセントのひとは、この範囲を外れていますが、異常というわけではありません。実際、アスリートのなかには、もっと大柄の選手も大勢います。

ただし10代までの成長期に、ホルモンの異常から背が伸びすぎる、逆に背が伸びにくいというひとがいます。

成長ホルモンが出過ぎると、巨人症と呼ばれる症状が現れます。身長が異常に伸び、手足も長くなります。しかし

筋肉などが付きにくいため、かなり細身の体形になります。逆に成長ホルモンが足りないと、身長が十分に伸びず、低身長のまま大人になることがあります。

　どちらも治療法が確立されていますから、子供のうちに対応しておけば大丈夫です。とくに低身長児には、成長ホルモン療法が行われており、成人までに140cm以上に伸ばせるようになっているそうです。

　20代以上のひとでは、脳下垂体の良性腫瘍などが原因で、成長ホルモンが過剰に分泌されると「先端巨大症」と呼ばれる症状が出てきます。下顎が大きくなったり、手足などの先端が肥大したりします。ただし、すでに背骨や足の骨の成長が止まっているので、身長は伸びません。こちらも治療法が確立しています。

　ほとんどのひとは、20歳までに身長の伸びが止まります。また25歳になってもまだ身長が伸び続けることはない、とされています。とすれば、大学入学時や就職時の身長が、生涯の身長になるということでしょうか。

　実はそう単純ではありません。身長は40歳前後まではほとんど変わりませんが、それを超えると縮み始めます。縮む速度は、平均すると10年で1cmと言われています。背骨（椎骨）と背骨を繋ぐ軟骨（椎間板）が、加齢によって徐々に薄くなるからです。そのため若いころの身長と比べると、**50代で1cm、60代で2cm前後も縮む**のです。そのことが、表2の数字にもはっきりと表れています。

　しかも 70 代に入ると、それだけでなく、骨粗しょう症の影響が出てきます。

　背骨がスカスカになって、自分の体重を支えきれず、潰れてしまう（圧迫骨折）と、それだけ身長が低くなります。

　また背中や腰が曲がったままになると、もっと背が低くなります。椎骨の長さを一本ずつ測って、本来の身長を推定することもできますが、忙しい健診の場では、そんなことまでしません。曲がったままの姿勢で高さを測り、そのまま身長として記録するのです。そのため若いころと比べて、数十 cm も低く記録されているひとも、決して珍しくありません。

　70 代以上で平均身長がガクッと下がっているのは、そういう理由からです。

3. ＢＭＩ

　太っているか、痩せているかは、身長と体重のバランスで決まります。しかし主観的に決めるわけにはいかないので、指標となる数字が作られました。それがＢＭＩ（Body Mass Index：体格指数）です。体重（kg）を、身長（m）の２乗で割った値として定義されています。

$$ＢＭＩ = 体重（kg）÷（身長（m）の２乗）$$

　単位は「kg / ㎡」ですが、それ自体に意味はありません。肝心なのは数字だけです。

　この式は、19世紀のベルギーの科学者が提唱したものですが、なぜ身長の２乗で割ったのか、理由はよく分かっていません。しかし単純だし、身長によらず太り具合をうまく表しているし、比較しやすいからという理由で、いまでは肥満度を表す指標として、世界中で使われています。

　日本肥満学会の肥満度分類は表３のようになっています。

表３　ＢＭＩによる肥満度分類

40.0以上	肥満（４度）
35.0〜39.9	肥満（３度）
30.0〜34.9	肥満（２度）
25.0〜29.9	肥満（１度）
18.5〜24.9	普通体重
18.4以下	低体重

　職場健診の基準も同様です。ただし厚生労働省は、40歳以上のＢＭＩについて、22.0を理想的な数値としています。また25.0以上が「メタボ」と呼ばれるようになりました。

　次ページの表４に、令和２年度（2020年度）の、東京都におけるＢＭＩの平均値と分布を載せました。
　平均で見ると、男女とも全年代で普通体重の範囲に入っています。とくに女性の平均値は22前後と、厚生労働省の目指す数値をほぼクリアしています。男性の平均値は、60代までは24を超えており、50代前半で、中年太りの影響でしょうか、最大になります。そして70代に入ると24を下回ってきます。

　しかし分布を見ると、必ずしも厚生労働省の思惑通りになっていないことが分かります。
　表４のなかで「20.0以上25.0未満」と「18.5以上20.0未満」のひとが普通体重で、それ以上なら「メタボ」というレッテルが貼られるわけです。ところが**男性では全年齢で３割以上、とくに50代では４割近くがメタボ**に属しているのです。
「肥満（１度）」（25.0以上30.0未満）だけ見ても、40代こそ若干少ないものの、50代以上では３割に達しています。ちなみにこの層は「チョイメタボ」とも呼ばれています。

　さすがに「肥満（２度）」以上は太り過ぎという印象が

表4　ＢＭＩ：令和２年度（2020年度）の東京都における特定健診の結果

（第８回ＮＤＢオープンデータ［厚生労働省］より作成）

男性	40〜44歳	45〜49歳	50〜54歳	55〜59歳	60〜64歳	65〜69歳	70〜74歳
平均値（kg/㎡）	24.1	24.5	24.5	24.3	24.2	24.0	23.7
40.0以上	0.4%	0.4%	0.3%	0.2%	0.1%	0.1%	0.0%
35.0以上40.0未満	1.3%	1.3%	1.2%	0.9%	0.6%	0.4%	0.2%
30.0以上35.0未満	5.9%	6.6%	6.6%	5.6%	4.9%	4.0%	2.9%
25.0以上30.0未満	26.8%	29.8%	31.2%	30.9%	31.0%	30.3%	28.1%
20.0以上25.0未満	55.9%	53.8%	53.0%	54.2%	55.0%	56.6%	58.9%
18.5以上20.0未満	7.0%	5.8%	5.5%	5.7%	5.7%	5.8%	6.4%
18.5未満	2.9%	2.3%	2.2%	2.5%	2.6%	2.9%	3.4%

女性	40〜44歳	45〜49歳	50〜54歳	55〜59歳	60〜64歳	65〜69歳	70〜74歳
平均値（kg/㎡）	21.9	22.2	22.3	22.1	22.3	22.5	22.5
40.0以上	0.2%	0.3%	0.2%	0.2%	0.1%	0.1%	0.1%
35.0以上40.0未満	0.8%	0.9%	0.9%	0.7%	0.6%	0.5%	0.4%
30.0以上35.0未満	3.3%	3.7%	3.9%	3.6%	3.4%	3.3%	3.1%
25.0以上30.0未満	12.3%	14.3%	15.4%	15.2%	16.2%	17.8%	18.3%
20.0以上25.0未満	48.8%	50.1%	49.3%	49.1%	50.4%	52.9%	54.0%
18.5以上20.0未満	20.5%	18.6%	17.5%	17.1%	15.8%	14.1%	13.2%
18.5未満	14.1%	12.1%	12.8%	14.1%	13.4%	11.3%	10.9%

ありますが、チョイメタボなら、まあ普通と思っていいでしょう。**人口の3割以上をメタボとしてしまう基準値**のほうが、むしろ変なのかもしれません。そもそも国民全員を、スーパーで売られている野菜よろしく、太さを揃えようとすること自体、無理な相談です。

　女性では、チョイメタボ以上の割合はかなり低くなっており、その点ではうまくいっているように見えます。しかし18.5未満の「低体重」が10パーセント以上を占めています。低体重のひとは、つねに栄養不足気味です。若いうちはまだいいのですが、高齢になると筋肉や骨が質量ともに衰えてしまいます。

　また女性では、60代後半からＢＭＩが上がる傾向が見られますが、「2．身長」で説明したような、加齢に伴う身長低下が影響していると考えられます。ＢＭＩの定義式から明らかなように、体重が同じなら身長が低いほどＢＭＩは上がります。

　そうした理由から、厚生労働省は65歳以上の高齢者のＢＭＩの下限を21.5以上と、若い人より高めに設定し直しました。これより低いと、栄養不足等により、フレイル（加齢により心身が老い衰えた状態）などのリスクが上がってきます。

　さらに**中高年は、チョイメタボのほうが長寿である**という研究結果が、世界中で報告されています。

　日本では、国立がん研究センターの「科学的根拠に基づ

くがんリスク評価とがん予防ガイドライン提言に関する研究」が有名です。

　男性では、ＢＭＩが25.0〜26.9の死亡リスクが最も低く、ＢＭＩが下がると急速に死亡リスクが上昇するというのです。女性では23.0〜24.9で死亡リスクが最低になりますが、やはりＢＭＩが低いと死亡リスクが上昇してきます。

　ですから健診結果のＢＭＩに「＊」が付いていたとしても、「肥満（１度）」の範囲で他に問題がなければ、あまり心配する必要はないでしょう。むしろ痩せている（低体重）ひとは、少し体重を増やしたほうが、丈夫で長生きできるのではないでしょうか。

4. 腹囲

特定健診（メタボ健診）は2008年からスタートしました。具体的には、40歳以上を対象に、従来からの職場健診に「腹囲」が加わりました。また血圧や血糖値の基準値が下げられましたが、それはおいおい見ていくことにしましょう。

腹囲とBMIの組み合わせで、メタボリック・シンドロームの判定が行われます。またメタボと判定されたひとは「特定保健指導」を受けることになっています。

腹囲は臍の位置で測ることになっています。基準値は、男性が85cm未満、女性が90cm未満です。

腹囲が基準値をオーバーし、かつBMIが25.0以上だと、メタボリック・シンドロームと判定されます。正確には、空腹時血糖値と血圧も加味されますが、見た目が太っていればメタボと言われるのが現実です。

厚生労働省や（公）長寿科学振興財団によれば、腹囲が基準を超えているひとは内臓脂肪が溜まっており、将来的にさまざまな生活習慣病のリスクが高まるそうです。また男性のほうが女性より厳しくなっているのは、女性は皮下脂肪が多いから（そのぶん、内臓脂肪が付きにくいから）とされています。

　腹囲の分布は、どのようになっているのでしょうか。表5に令和2年度（2020年度）の、東京都における腹囲の分布を載せました。

　男性では40代までは、基準値以下のひとが、ぎりぎり半数以上います。平均値は40代前半で、かろうじて84.9cm。ところが**50代に入ってくると、基準値を上回るひとが5割を超え、65歳以上になると6割近くに達しています。**

　しかも90cmを超えるひとの割合が、40代後半から3割以上になっています。平均値も85cmをオーバーし続けています。ですから腹囲に「＊」が付いたとしても、寂しい思いをする必要はありません。友達は大勢います。

表5　腹囲：令和2年度（2020年度）の東京都における特定健診の結果

（第8回ＮＤＢオープンデータ［厚生労働省］より作成）

男性	40～44歳	45～49歳	50～54歳	55～59歳	60～64歳	65～69歳	70～74歳
平均値(cm)	84.9	85.8	86.4	86.4	86.6	86.9	86.7
90.0cm以上	27.1%	30.1%	32.1%	32.5%	33.4%	34.9%	34.1%
85.0cm以上 90.0cm未満	18.3%	19.4%	20.2%	20.8%	21.9%	22.9%	23.7%
85.0cm未満	54.6%	50.5%	47.7%	46.7%	44.7%	42.2%	42.2%

女性	40～44歳	45～49歳	50～54歳	55～59歳	60～64歳	65～69歳	70～74歳
平均値(cm)	77.1	78.3	79.3	79.8	80.6	81.7	82.1
90.0cm以上	10.0%	12.1%	14.5%	15.8%	17.3%	20.0%	21.0%
85.0cm以上 90.0cm未満	8.5%	10.3%	11.8%	12.8%	14.4%	16.4%	17.2%
85.0cm未満	81.5%	77.5%	73.6%	71.4%	68.3%	63.6%	61.7%

　一方、女性は85cm未満のひとが、すべての年代で半数を超えています。平均値は50代までは80cm未満、70代になっても82.1cmです。女性の基準値である90cm未満で見ると、40代前半では9割、70代前半でも8割のひとが基準値以下に入っています。90cm以上の割合は、1割から2割に過ぎません。

　以上の結果から、腹囲に関しては女性のほうが圧倒的に優秀で、男性は不摂生なひとが多いように見えてきます。しかし本当でしょうか。

　男女の体を比較すれば、平均して男性のほうが体格がいいのは明らかです。それなのに男性の基準値を女性より5cm厳しくすれば、結果がどうなるかは言うまでもありません。人口の5割、6割が収まらないような基準値は、そもそも基準値として意味があるのかという、素朴な疑問すら生じてきます。

　表5の数字を見る限り、**男性は90cm未満、女性は85cm未満を基準とするのが妥当**に思えますが、いかがでしょうか。

　また年齢が上がるにつれて、基準値オーバーの割合が増えるのは、加齢による筋肉の衰えが原因と考えられます。腹筋が弱って、内臓をしっかり支えることが難しくなると、自然と腹が出てきます（ついでに腰痛も増えます）。

　表5の数字は2020年度のもので、腹囲測定が始まって

から13回目に当たります。ところが表を見る限り、男性については、厚生労働省が当初目論んでいたような効果がまったく出ていないようです。

　いまや腹囲を気にするひとはほとんどいませんし、大学生に「メタボ」と言っても、通じなくなりつつあります。死語に近づいているわけで、そろそろ見直しが入ってもいい頃なのかもしれません。

コラム1．生涯続く健康診断

　日本人は世界でいちばん健康診断、略して健診が好きな国民です。一生にわたって、というよりも生まれる前から健診を受け続けているのです。

　まず「妊婦健診」があります。文字通り、妊婦の健康状態を診るのが目的ですが、血液検査や超音波検査で胎児の健康状態もチェックしています。しかも出産までに、平均して14回も行われるのです。

　誕生後は「乳幼児健診」が控えています。生後1ヵ月、3ヵ月、6ヵ月、9ヵ月、1歳6ヵ月、3歳、の合わせて6回が標準的に行われています。身体計測（身長・体重）が主ですが、医師による一通りの診察や、育児相談なども行われます。また1歳6ヵ月健診からは、歯科診察が加わり、3歳児健診では尿検査も加わります。

　保育園や幼稚園に上がると、まず入園時点で1回、その後は毎年2回（春と秋）の健診が義務付けられています。身体計測、背骨や手足の発育状況、視力、聴力、鼻、喉、歯、皮膚などのチェック、心臓のチェックなどが行われます。ちなみに幼稚園は法律上は学校、保育園は児童福祉施設となっていますが、健診の内容は同じです。

　小学校に上がる時点で、各市町村の教育委員会による「就学時健診」が行われます。項目は幼稚園や保育園とほとんど同じですが、ここから義務教育ということもあり、

知能検査や発達障害などについての検査が行われます。

　入学後は「学校健診」となって、回数は毎年1回になります。身体計測、心疾患の検査、尿検査、結核の有無の検査などが行われます。ただし結核については問診のみですし、昔やられていたツベルクリン検査も、いまは廃止されています。胸部レントゲン検査は、問診等で結核のリスクが高いと判断された場合に限り、教育委員会の判断で行うことになっています。また先述の通り、身体計測のうち座高が廃止されました。

　中学校には「就学時健診」はありません。入学後の健診は毎年1回、内容は小学校と同じです。

　高校もほぼ同様ですが、1年生のみ胸部レントゲン検査が義務付けられています。大学や専門学校も同様です。

　企業等に就職する際には、雇用主に対して「雇入時の健康診断」が義務付けられていますし、入社後は毎年1回（会社によっては年2回）の職場健診（定期健康診断）が控えています。必須項目（最低項目）は以下のようになっています。

既往歴等、現在の自覚症状等の有無（問診票による）
身長、体重、ＢＭＩ
血圧
視力、聴力
貧血検査（ヘモグロビン量、赤血球数）
肝機能検査（ＡＳＴ、ＡＬＴ、γ-ＧＴＰ）

　血中脂質検査（中性脂肪、ＬＤＬコレステロール、Ｈ
　　ＤＬコレステロール）
　血糖値検査（空腹時血糖値またはＨｂＡ１ｃ）
　尿検査（尿糖、尿蛋白）
　心電図検査

　ただしほとんどの会社が、さまざまな検査項目を追加しています。尿酸値、クレアチニン、眼底検査などは、ほとんど定番化しています。全部で30項目、40項目という会社も珍しくありません。また危険な仕事や危険物を扱う職種では、別に「特殊健診」が義務付けられています。
　なお胸部レントゲン検査は雇入時を除いて「省略可」となっていますが、節目健診（20歳、25歳、30歳、35歳）では、実施が義務付けられています。

　40歳以上になると「特定健診」が始まります。ただしそれまでの職場健診をそのまま引き継いだもので、職場健診と特定健診を別々に受けるわけではありません。違いと言えば「腹囲」と胸部レントゲンが必須となるくらいです。特定健診は法律で74歳まで続きますが、退職後は各市町村が実施することになっています。

　自営業・自由業のひとは、自ら動かない限り、健診を受ける機会は限られています。39歳までは市区町村が実施する「39歳以下基本健康診査」を受けることができます。
　項目は、問診票、身体測定、医師による診察、血圧、尿検査、血液検査で、職場健診の必須項目に準じています。

40歳になると、市区町村から特定健診のお知らせが来ます。

　75歳以上になると、国民全員が「後期高齢者医療制度」に加入することになり、「後期高齢者健康診査」の対象になります。検査項目は、職場健診の必須項目と同じです。住んでいる自治体から連絡があるはずです。費用（自己負担）は無料から数百円と、自治体によって異なります。

　なお本書では、職場健診（職場での特定健診を含む）を中心に話を進めていきますが、基本項目は自営業者や後期高齢者の健診と同じなので、会社勤めではないひとにも十分に参考になるはずです。

第2章

血圧と心肺機能

5．血圧（BP）

身体計測の次は、たいてい血圧測定になります。

医学的には「血液（血流）が動脈の内壁に与える圧力」が血圧です。単位は「mmHg」、水銀柱を何ミリ押し上げる圧力かを表しています。

血液は、心臓（左心室）が収縮することによって、全身に送り届けられます。このときの血圧がもっとも高く「収縮期血圧」、一般的には「上の血圧」と呼ばれています。逆に心臓が拡張して肺からの血液を取り込むときが、血圧がもっとも低くなります。これが「拡張期血圧」ないし「下の血圧」です。

基準はどうなっているのでしょうか。テレビCMなどでは、**上が130を超えると大問題であるかのように煽っていますが、そんなことはありません**。日本人間ドック学会の基準は、表6のとおりです。

表6　血圧の基準（単位：mmHg）

	上	下
基準範囲	129以下	84以下
要注意	130〜159	85〜99
異常	160以上	100以上

130ぐらいなら「ちょっと気を付けましょう」といったレベルです。

　臨床的には、上が140以上（かつ下が90以上）になると、高血圧と診断されます。ただし159までは「Ⅰ度高血圧」、つまり軽い高血圧とされています。それでもすぐに薬を始めようという医者もいますが、まずは食事や生活習慣の見直しから、という医者も大勢います。ちなみに上130〜139は「高値血圧」といって、まだ様子見（経過観察）の段階です。

　昔はもっと基準があまく、**1987年より前は「年齢＋90〜100」と言われていました**。たとえば50歳のひとなら、140〜150より低ければ問題なしでした。
　厚生労働省（旧厚生省）は1987年に高血圧の基準を発表しましたが「上180以上」というものでした。ところがそれがどんどん下げられて、2009年に130となったのです（高血圧治療ガイドライン2009：日本高血圧学会）。しかしさすがに行き過ぎとの声が大きく、現在は前述のように少し緩和されています。

　では実際の血圧の分布は、どうなっているのでしょうか。次ページの表７に令和２年度（2020年度）の、東京都における収縮期血圧（上の血圧）の分布と、上下の血圧の平均値を載せました。

　注目すべき点は、男女とも年齢に伴って「要注意」や「異常」の割合が増大することです。たとえば40代前半の男性では、要注意は22.7パーセント（「130以上140未満」

表7　収縮期血圧（上の血圧）：令和２年度（2020年度）の東京都における特定健診の結果

（第８回ＮＤＢオープンデータ［厚生労働省］より作成）

収縮期血圧（上の血圧）の分布

男性	40～44歳	45～49歳	50～54歳	55～59歳	60～64歳	65～69歳	70～74歳
180以上	0.2%	0.3%	0.4%	0.6%	0.7%	0.9%	1.0%
160以上 180未満	1.2%	1.8%	2.4%	3.0%	4.0%	4.9%	5.4%
140以上 160未満	7.9%	10.7%	13.4%	16.1%	19.5%	22.8%	24.6%
130以上 140未満	14.8%	17.2%	19.1%	20.9%	22.9%	25.4%	27.5%
120以上 130未満	27.7%	27.7%	27.6%	27.0%	26.0%	25.0%	24.4%
120未満	48.2%	42.3%	37.1%	32.5%	26.9%	21.1%	17.1%

女性	40～44歳	45～49歳	50～54歳	55～59歳	60～64歳	65～69歳	70～74歳
180以上	0.1%	0.2%	0.4%	0.4%	0.5%	0.7%	0.9%
160以上 180未満	0.5%	1.0%	1.6%	2.0%	2.8%	4.0%	5.0%
140以上 160未満	3.1%	5.5%	8.0%	10.2%	13.8%	18.6%	22.7%
130以上 140未満	6.2%	9.4%	12.3%	14.9%	18.7%	23.5%	26.8%
120以上 130未満	15.8%	19.1%	21.4%	23.0%	25.0%	25.7%	25.1%
120未満	74.3%	64.7%	56.3%	49.5%	39.2%	27.5%	19.4%

血圧の平均値（単位：mmHg）

男性	40〜44歳	45〜49歳	50〜54歳	55〜59歳	60〜64歳	65〜69歳	70〜74歳
収縮期血圧	120.9	123.1	125.1	127.0	129.5	131.8	133.2
拡張期血圧	76.3	78.8	80.4	81.2	81.0	79.6	77.6

女性	40〜44歳	45〜49歳	50〜54歳	55〜59歳	60〜64歳	65〜69歳	70〜74歳
収縮期血圧	111.3	114.9	118.0	120.5	124.3	128.8	131.9
拡張期血圧	69.3	71.5	73.4	74.5	75.3	75.7	75.5

と「140以上160未満」の合計）ですが、70代前半では52.1パーセントに達しています。さらに異常（「160以上180未満」と「180以上」の合計）は、40代前半男性で1.4パーセントしかいませんが、70代前半になると6.4パーセントになっています。女性でも同じ傾向が見られます。

　また平均値を見ても、上の血圧は年齢とともに上がり続けています。40代前半と70代前半を比べると、男性で10以上も上がっていますし、女性では20以上も上がっています。

　この問題について、**加齢に伴って血圧が上がるのは自然な現象**であって、むしろ年齢に応じた基準を作るべきだという意見が、かなり以前から出ていました。しかし実際に基準を変更しようという動きはまったくなく、若者から老

人まで同じ基準が使われ続けています。

　基準値が180以上の時代には、高血圧患者はかなり少なめでした（全国で約180万人）。表7を見ても明らかなように、いまでも180を超えるひとは、男性70代前半で1パーセントですし、女性70代前半で0.9パーセントに過ぎません。

　基準値を厳しくしたおかげで、患者は大幅に増えました。潜在的な患者も含めて、全国で3000万人とも4300万人とも言われています。ただし厚生労働省の「患者調査（令和2年）」によれば、定期的に医者を受診している患者数の推計は約1500万人。患者の2〜3人に1人しか受診していないことになります。

　高血圧を放置してはいけないという話を、よく耳にします。それが医学的には正しいのでしょう。しかし4300万人が本当に医者に行きだしたら、病院はたちまち患者で溢れかえり、医療崩壊を起こしかねません。さもなければ、今の「3分診療」が「1分診療」になるか、どちらかです。

　それよりもこれだけ多くの潜在患者が出るような基準値そのものが、どこか変なのではないでしょうか。

6．低血圧

　血圧というと高血圧ばかりに注意が向けられていますが、低いほう、つまり「低血圧」はどうなっているのでしょう。

　健診における低血圧の基準値はありません。日本高血圧学会の基準でも、上120未満、下80未満を満たせば、**どれだけ低くても「正常血圧」と判定されてしまいます。**とはいえ上が80以下になったら、お医者さんもかなり慌てると思います。心臓が止まりかけているかもしれないので。

　次ページの表8は日本高血圧学会が決めた血圧の基準値です。「診察室血圧」は病院で計る血圧、「家庭血圧」は家で計る血圧です。大抵のひとは、病院では少し緊張するため、上の血圧が10～20、ひとによっては30以上も高くなります。

　そのため最近は、家庭血圧のほうが重視されるようになってきています。血圧が気になるひとは、家庭用血圧計を買って、家で毎日計って記録をつけておくべきです。それを医者に持っていって、相談すればいいでしょう。

　それはともかく、この表のなかにも「低血圧」という言葉は一切出てきません。また日本「高血圧」学会は存在しますが、日本「低血圧」学会はありません。つまり日本では、低血圧は病気として扱われていないということです。

表8　日本高血圧学会による高血圧の分類

分類	診察室血圧 （mmHg）			家庭血圧 （mmHg）		
	収縮期血圧		拡張期血圧	収縮期血圧		拡張期血圧
正常血圧	<120	かつ	<80	<115	かつ	<75
正常高値血圧	120〜129	かつ	<80	115〜124	かつ	<75
高値血圧	130〜139	かつ／または	80〜89	125〜134	かつ／または	75〜84
Ⅰ度高血圧	140〜159	かつ／または	90〜99	135〜144	かつ／または	85〜89
Ⅱ度高血圧	160〜179	かつ／または	100〜109	145〜159	かつ／または	90〜99
Ⅲ度高血圧	≧180	かつ／または	≧110	≧160	かつ／または	≧100
収縮期高血圧	≧140	かつ	<90	≧135	かつ	<85

　ただし世界保健機関（WHO）の定義があります。上100以下、下60以下の状態が継続しているものを、低血圧としています。日本でもこれに準じて診断している医師が大勢いるので、健診の最後に行われる「内科診察（医師による診察）」で「低血圧」と判断され、その旨が健診結果に記載されることがあります。

　低血圧の主な症状は、めまい、立ちくらみ、朝起きられない、などです。しかし命にかかわることはなく、しかも動脈硬化、脳卒中、心筋梗塞などのリスクが低いこともあって、「低血圧は治療の必要がない」とする医師が少なくありません。また治療といっても、食事や生活習慣の改善指導が中心になります。

　低血圧に悩むひとがどのくらいいるかは、よく分かっていませんが、人口の約1〜2パーセントとする説があります。人数で言えば、125万人から250万人といったところです。また男性よりも女性のほうが多く、男女比は1：2とされています。

　そんな低血圧が「認知症の発症と関係しているらしい」という研究が、最近増えてきています。**中年期では高血圧が認知症のリスク因子**とされており、血圧を下げることで、将来の認知症をある程度予防できると考えられています。ところが**老年期になると、むしろ低血圧が認知症のリスクを高めるらしい**、ということが分かり始めてきたのです。

　低血圧のひとは、血液が全身に十分に回りにくいですし、とりわけ脳はからだの最上部にあるため、血液不足になりやすいのです。しかも高齢になると、ほとんどのひとが動脈硬化になります。血管が硬くなるため、血圧を上げなければ、ますます血流が減ってしまいます。

　つまり低血圧が続くと、血の巡りが悪くなって、脳細胞が酸素不足や栄養不足になるリスクが上がってしまうのです。そのことが認知症の引き金になるらしい、と考えられています。実際、高血圧の高齢者に降圧剤（血圧を下げる薬）を処方したら、血圧が下がり過ぎて、かえって認知能力が低下した、という話をよく耳にします。

　結局、血圧が低過ぎるのも良くないということでしょう。年齢とともに血圧が上がるのは、むしろ自然な現象と捉えるべきです。中高年は130〜140ぐらいあったほうが、頭も体も健康に暮らせるような気がしますが、どうでしょうか。

7．心電図検査（ＥＣＧ）

　心臓の異常を調べる検査で、主に不整脈と虚血性心疾患（狭心症など）のスクリーニングに用いられています。

　心臓には洞結節と呼ばれる部位があり、そこから 1 分間に数十回（運動中などは必要に応じて百数十回）電流が発生し、心臓全体に広がって、統率のとれた拍動を繰り返しています。この電流を測定し、波形を調べることによって心臓の異常を見つけるのが「心電図検査」です。

　健診で使われるのは「12 誘導心電計」と呼ばれる装置です。両手首と両足首にクリップ型の電極、胸に心臓を囲むように 6 個の吸着式電極を取り付けます。電極は全部で 10 個ですが、出てくる波形は 12 種類。だから 12 誘導と呼ばれています。

　拍動のリズムが乱れるのが、不整脈です。洞結節に異常があったり、洞結節以外の場所から二次的に電流が発生したりするのが原因です。不整脈には多くの種類があり、放っておいても大丈夫というものもあれば、突然死の原因になるものもあります。

　虚血性心疾患は、心臓の冠動脈（心臓自体に血液を送る動脈）が動脈硬化で狭くなったり、血栓が詰まったりする病気です。狭くなるのが狭心症で、詰まるのが心筋梗塞です。これらの病気でも特徴的な波形が出ます。ただし自覚

症状や発作が起こったひとは、大抵すでに病院を受診しています。まして心筋梗塞だったら、すぐに救急車で運ばれます。だから**健診がきっかけではじめて見つかるのは、比較的軽い狭心症**などです。

　健診の心電図検査には、次のような問題点があります。
　ひとつは計測時間が短いこと。普通は20秒とか30秒、丁寧にやっている病院でも、せいぜい60秒までです。ところが危険な不整脈のなかには、いつ現れるか、どのくらい続くのか予測できないものがあるのです。そうした不整脈を正確に診断するためには、ホルター心電計という機器を、24時間から1週間以上も装着し続ける必要があります。健診の心電図検査だけで見つかる可能性は、高いとは言えません。

　また結果の判定にも、問題があります。健診では、コンピュータによる自動判定が行われています。ただし見逃しを減らすために、判定基準を厳しく設定しています。登録されている「正常波形」からある程度外れると、すぐに「異常」と判定されます。ところが異常判定が、それこそ異常に多いのです。

　表9は、令和2年度（2020年度）の特定健診における、東京都の心電図検査の結果をまとめたものです。男女とも「所見あり」、つまり何らかの異常が見つかったひとが、かなり大勢います。とくに**男性では、すべての年代で、3人に2人かそれ以上が「所見あり」**です。また女性でも3人

に１人、70代に入ると２人に１人が「**所見あり**」となっています。

　ただし戻ってきた健診結果を見ると、「所見あり」でも、大半のひとは「経過観察」と記載されています。

表９　心電図検査：令和２年度（2020年度）の東京都における特定健診の結果

（第８回ＮＤＢオープンデータ［厚生労働省］より作成）

男性	40〜44歳	45〜49歳	50〜54歳	55〜59歳	60〜64歳	65〜69歳	70〜74歳
所見あり	66.9%	73.4%	73.2%	67.1%	70.0%	74.2%	66.7%
所見なし	33.1%	26.6%	26.8%	32.9%	30.0%	25.8%	33.3%

女性	40〜44歳	45〜49歳	50〜54歳	55〜59歳	60〜64歳	65〜69歳	70〜74歳
所見あり	32.5%	34.0%	35.3%	33.3%	36.9%	30.2%	51.7%
所見なし	67.5%	66.0%	64.7%	66.7%	63.1%	69.8%	48.3%

　実は健診の最後に行われる「医師の診察」が鍵になっています。医師が問診票をチェックし、聴診器を当て、心電図と見比べて、とくに問題なければ「経過観察」とするのです。「要精密検査」の割合までは分かりませんが、かなり少ないと言われています。

　しかしなかには、かなり高齢のお医者さんがいます。聴診器を持つ手が震えていたり、そもそも耳が遠くて聴診器の音を聴き取れなかったりするのではなかろうか、と心配

になります。そういう大先生が「正常」とか「経過観察」
とか決めていると思うと、なかなか微妙な感じもします。

8．胸部レントゲン写真

　健診の胸部レントゲン写真は、もともと結核の早期発見を目指して、戦後に始まったものです。しかし1960年代には、患者が急速に減少しました。代わって肺がんが急増してきたため、現在は主に肺がんの早期発見を目的として行われています。

　ただ結核や肺がんのリスクが低い小中学生の健診では、2005年から「省略可」となり、現在は問診票に置き換えられています。問診で、とくに結核の疑いがある生徒に限り、教育委員会などで慎重に検討し、必要なら撮影という手順になりました。胸部レントゲン検査による被ばく量は少ないと言われていますが、問題のない子供たちまで受けさせる必要はありません。

　結核というと、中高年世代の多くはツベルクリン検査を思い浮かべるのではないでしょうか。肘の内側より少し低いところに、注射器でツベルクリン液を注入すると、2日以内に発赤が現れます。その大きさを測定して、ＢＣＧ（結核ワクチン）を接種するかどうかを決めるという検査です。

　しかし2003年には、問診票で必要と判断された子供のみ、ツベルクリン検査を実施するようになり、2012年からは完全に廃止されています。いまの**若者の大半は、ツベルクリン検査を知りません**。

　高校と大学では、結核の集団感染の予防という観点から、原則として新入生のみ、レントゲンを撮影することになっています。岡山県では2012年に、全寮制の高校で集団感染が発生しました。また2023年には、盛岡市内の大学でも集団感染がありました。

　職場健診に関しては2010年から、一定の条件のもと、省略が可能になっています。ただし厚生労働省が提示する条件には「医師（会社の産業医）が必要でないと認めるとき」とされています。産業医としては、必要か不要かを一人ずつチェックしなければならないし、安易に「不要」とは言いにくいので、実際に省略している会社は、あまり多くないかもしれません。さらに20歳、25歳、30歳、35歳の「節目健診」と、雇用時の健診では必ず撮ることになっています。また40歳以上になると、毎年全員が受けることになっています。

　早い話、就職したら、毎年1回はレントゲンを受けなければならないと思っておいたほうがいいでしょう。

　ではレントゲン検査で肺がんが見つかる確率はどのくらいでしょうか。

　はっきりした数字は出ていませんが、肺がんのみに特化した「肺がん検診」の数字は分かっています。それによると、見つかるのは受診者1万人当たり3人程度だそうです。

　肺がん健診では、正面と側面の2枚の撮影が推奨されて

います。正面のみだと、肋骨や背骨、心臓の陰に隠れて、がんが見えにくいことがあるからです。しかし職場健診で撮るのは、普通は正面からの1枚だけ。しかも読影する医師の技量に大きなバラつきがあると言われています。

またレントゲンでは写りにくいがんもあります。ごく早期の肺がんには、「すりガラス状陰影」と呼ばれる淡い影しか現れないことが多いのですが、CT検査をしないと見つけにくいと言われています。

結論から言うと、**職場健診で肺がんが見つかる可能性は、かなり低い**ということになります。ですから職場健診で問題がなかったとしても「肺がんではない」とは言い切れませんし、早期発見という意味では、必ずしも十分ではありません。不安なひとは肺がん検診、とりわけCT検査を受けたほうがいいでしょう。

一方、健診のレントゲンは受けたくない、と思うひとがいるかもしれません。しかし労働安全衛生法で、会社は社員の健診の実施を義務付けられていますし、社員は会社の命令に従う義務があります。そのためレントゲンを拒否すると、最悪は懲戒処分ということもあり得ます。実際に過去において、そういう事例がありました。最高裁で「懲戒処分は妥当」という判決が出ていますから、抵抗はほどほどにしておいたほうが良さそうです。

とはいえ胸部レントゲン写真では、結核やがん以外の病

気や異常も見つかることがあります。たとえば心臓肥大や、大動脈瘤、初期のＣＯＰＤ（慢性閉塞性肺疾患）などが見つかることもあります。最近は「非結核性抗酸菌症」という、結核ではないけれど結核とよく似た慢性の肺感染症が増えています。健診がきっかけで見つかるひとが多いと言います。

　だからあまり面倒がらずに「まあ仕方がない、これも仕事のうちだ」と思って、受けてください。

９．呼吸器検査

　呼吸器検査は職場健診の必須項目に入っていませんが、取り入れている会社は多くあります。肺の病気のスクリーニングに役立ちます。

　この検査は「スパイロメーター（スピロメーター）」と呼ばれる装置を使って行います。鼻をクリップで止め、プラスチックのマウスピースを咥（くわ）えて、息を吸ったり吐いたりを繰り返す、という単純な検査です。時間は１分程度で終わります。

　検査技師がすぐ隣に立って、手をぐるぐる回しながら「吸って！」「吐いて！」と大きな声を掛けます。それにしたがって吸ったり吐いたりするのですが、初めての人は思わず失笑してしまいそうになる検査です。

　測定項目は「肺活量」「努力肺活量」「１秒量」の３つです。

　肺活量は空気をいっぱいに吸ってから、すべて吐き出したときの量で、男性では3500cc、女性では2500ccが一応の目安とされています。

　努力肺活量は、空気を全力（最大限の努力）で吐き出したときの量です。普通の肺活量とほとんど同じですが、喘息や気管支炎があると、咳き込んでしまって努力肺活量のほうが少なくなる傾向があります。

　１秒量は、最初の１秒間で吐き出された空気の量のことで、これと肺活量を組み合わせて「１秒率」を計算して使います。最初の１秒で、肺活量の何パーセントを吐き出したか、という数字です。

　また身長と年齢から「予測肺活量」という項目を計算します。かなり面倒な式なので、ここでは省略しますが、ざっくり言うと、予測肺活量は男女とも身長が高いほど増え、年齢が上がるほど減少します。計算機のカシオが運営している「Keisan(https://keisan.casio.jp/exec/system/1161228731)」というホームページで簡単に計算できるので、興味があるひとはアクセスしてみてください。

　呼吸器検査でとくに重要なのは１秒率と「％肺活量（パーセント肺活量）」の２つです。％肺活量とは、実際の肺活量を予測肺活量で割った値のことです。

　基準値（正常値）は次のようになっています。

　　１秒率：70パーセント以上

　　％肺活量：80パーセント以上

　％肺活量が基準値を下回ると、間質性肺炎が疑われます。肺は「肺胞」と呼ばれる微小な袋状の構造が多数集まってできています。間質性肺炎では、その肺胞の壁が厚く、かつ硬くなるため、肺全体が膨らみにくくなります。

その分、実際の肺活量が減るわけです。病気の初期には、自覚症状がほとんどないのですが、この検査がきっかけで見つかることがよくあります。

　1秒率が基準値より低い場合は、気管が細くなって、空気が流れにくくなっている可能性があります。病気としては、気管支喘息やＣＯＰＤ（慢性閉塞性肺疾患）になり始めている可能性があります。

　間質性肺炎は急に悪化（急性憎悪）して、命に関わることがあります。またＣＯＰＤを放っておくと、高齢になって酸素ボンベを引っ張りながら暮らすリスクが高まります。いずれも肺のＣＴを撮らないと診断がつきにくいので、**異常を指摘されたら、まず呼吸器内科を受診する**といいでしょう。

コラム２．基準値（基準範囲）とは何か

　検査項目の多くは、基準値（基準範囲）が決まっています。検査結果の紙にも印刷されていて、基準値から外れると「＊」マークが付くのはご存知のとおりです。しかし基準値がどういう数値を元にして決められているか知っているひとは、あまりいません。

　人間の様々な指標（身長・体重や血圧など）を計測すると、多くの場合、釣り鐘型の分布（正規分布）になることが知られています。そこでこれを医学に応用したものが、健診などで使われる基準値です。

　まず医師によって「健康」と判定された人を大勢集めて、目的とする指標を測定します。正規分布ですから、中央付近は人数が多く、裾野に向かうほど人数が減っていきます。つまり分布の中央付近にいるほど「普通」であり、裾野の両端に行くほど「珍しい」というわけです。

　ただしこの段階では、単に珍しいだけに過ぎません。もともと医師が健康と見立てた人たちですから、珍しい数字が出ても、その人は健康に違いありません。

　しかし逆に病人だけを大勢集めて測定すると、「普通」に入る人が少なく、「珍しい」人の割合が高くなっています。そこで正規分布の上位と下位を適当に線引きすると便利だということになり、上下各2.5パーセントを除いた範囲を「基準値（基準範囲）」と呼ぶことにしたのです。

　ただそう決めたことにより、健康な人でも確率的に100人中 5 人が、基準値から外れることになってしまいました。しかし健診の項目は多岐にわたります。20〜30項目は当たり前です。

　そうなると、全項目で基準値内に入るひとは、かなり珍しくなります。20項目の健診で、すべて基準値内というひとは 2 〜 3 割とも言われています。逆に言えば、基準値を外れる項目がいくつかあったとしても、それだけで不健康とは言えないということです。

　ただし健診の項目のなかには、この「95パーセント」ルールから外れているものもあります。ＢＭＩ、空腹時血糖値、ＬＤＬコレステロールなどです。健診は主に生活習慣病の予防を目的としているので、本来の基準値よりも厳しい数字を入れているのです。

　なかでも血圧は極端な例です。実は1987年以前は、高血圧の明確な定義がなく、「年齢＋90〜100」といったザックリとした目安に基づいて、各臨床医が診断を下していたのです。その状況は欧米でも似たり寄ったりでした。その後、1980年代に入って、アメリカで血圧と脳卒中や心臓病の関係の研究が進んで、上180以上を高血圧としようということになりました。

　日本でも1987年に、同様の基準が採用されたのですが、この基準に沿って高血圧と診断された患者は、全国で180万人に過ぎませんでした。

　しかし2000年前後から、世界中でさらなる高血圧の基準の見直しが進み、2008年にはついに130以上が高血圧とされてしまったのです。その結果、日本人の3人に1人が高血圧と言われるぐらい、患者が（潜在患者も含めて）増えてしまいました。

　この基準には出た当時から批判が多く、2014年には日本人間ドック学会が「上147、下97までは正常」と発表したのです。これに日本高血圧学会が強く反発。お互いにしっかりとしたエビデンスを掲げて主張しているだけに、落としどころが難しい。

　結局、今日では「上140以上、下90以上」を高血圧と呼ぶようになっています。ただ日本高血圧学会は、いまでも「上130未満、下80未満」を目標値として掲げています。

　また高血圧を巡っては、製薬メーカーや食品メーカーも強い関心を抱いています。

　今世紀に入って基準値が厳しくなり、患者が急増したお陰で、製薬メーカーの売り上げは急拡大しました。さらにトクホ（特定保健用食品）や健康食品業界も参戦して、いまでは合計で1兆5000億円とも2兆円とも言われる「高血圧市場」を形成しています。もちろん家庭用血圧計や血圧が測れるスマートウォッチも売れています。

　高血圧の基準値を130から147にされたのでは、数千億円分が吹っ飛んでしまいますから、基準値は単に医学上の

問題だけでなく、高血圧市場を支える各企業にとっても大問題です。そして各企業とも、製品と広告を通じて、全力で日本高血圧学会の基準値や目標値をサポートしているのは、ご存知のとおりです。

第3章

血算検査

10. 貧血3項目と赤血球恒数

　血算検査とは、血液中の細胞成分である赤血球、白血球、血小板の数や大きさと、ヘモグロビン量やヘマトクリットと呼ばれる項目を調べる検査です。貧血や白血病などのスクリーニングに欠かせないため、職場健診の必須項目に入っています。

　このうちとくに「赤血球数（ＲＢＣ）」「ヘマトクリット（ＨｔまたはＨｃｔ）」「ヘモグロビン量（Ｈｂ）」の3つは、貧血の有無を調べる項目です。

　赤血球は体のすみずみに酸素を運搬する細胞です。基準値は、男性で400万〜550万個/μL（マイクロリットル、1ミリリットルの1000分の1）、女性では350万〜500万個/μL程度です。

　ヘマトクリットとは、血液に占める赤血球の体積の割合（パーセント）です。採血した血液を遠心分離機にかけると、血球成分と血漿（液体成分）に分かれるので、そこから赤血球の体積を測って、全血液の何パーセントに当たるかを割り出します。基準値は男性で40〜50パーセント、女性で34〜45パーセントです。

　ヘモグロビンは、赤血球のなかに詰まっている酸素運搬用のタンパク質で、「血色素」とも呼ばれます。その中心に鉄原子がはまっていて、それが赤い色を呈するため、血液が赤く見えるのです。基準値は男性で14〜18g/dL（デ

シリットル）、女性で12〜16g/dLです。

　蛇足ですが、赤血球を顕微鏡で見ると、ほとんど無色透明で、なにを見ているのかすら分かりません。ヘモグロビンが赤いと言っても、ごくごくわずかに発色しているに過ぎません。しかしそんな赤血球が何十万、何百万個と集まれば、くっきりと赤く見えるのです。

　貧血3項目についてまとめると、基準値は表10のようになります。ただし、病院や検査会社で多少異なるので、御自身の健診結果を見て確認してください。

表10　血算検査の基準値

	男性	女性
赤血球数 （個/μL）	400万〜550万	350万〜500万
ヘマトクリット	40〜50パーセント	34〜45パーセント
ヘモグロビン量 （g/dL）	14〜18	12〜16

　以上の3項目が低いと、貧血の可能性が指摘されます。多くは無症状で、健康上の問題はありません。しかし重くなると顔色が悪くなる、息切れ、めまい、立ち眩み、頭痛などといった、低血圧とよく似た症状が出ます。そのため低血圧と貧血は混同されることが多いのですが、これらはまったく違う病気です。ただし女性では、両方持っているというひとも少なくありません。

　貧血の大半は「鉄欠乏性貧血」と呼ばれるものです。鉄

分の不足により、体内で作られるヘモグロビンの量が減って、結果的に貧血になるのです。とくに生理がある女性の３割が、これに該当すると言われています。

　症状が重い場合は、病院に行くと「鉄剤」と呼ばれる、鉄分補給用の薬が処方されます。しかし副作用（はき気、便秘、下痢など）が強いため、ひとによっては長期的に飲み続けるのがかなり難しいそうです。レバーやカツオなど、鉄分の多い食品を摂ればある程度補給できますが、たくさん食べるのも大変です。鉄欠乏性貧血は、治そうと思うと結構大変です。手軽ですぐに効果が出るような対策は、ほとんどありません。

　健診では赤血球数、ヘマトクリット、ヘモグロビン量の３つから「赤血球恒数」と呼ばれる３項目も計算しています。

ＭＣＶ（赤血球の大きさ）
ＭＣＨ（赤血球１個に含まれるヘモグロビン量）
ＭＣＨＣ（赤血球の中のヘモグロビン濃度）

　見たことのないような項目ですが、健診結果をよく見ると、これらの数値と基準範囲が書かれています。もしお手元に最近の健診結果があったら、確認してみてください。

　ＭＣＶ、ＭＣＨ、ＭＣＨＣがいずれも基準値より低いと、**鉄欠乏性貧血の可能性が高い**とされています。自分が

鉄欠乏性貧血かどうかを確認するのにいいでしょう。

　基準値はそれぞれ次のようになっています。

ＭＣＶ（fL）：85〜102
ＭＣＨ（pg）：28〜34
ＭＣＨＣ（％）：30.2〜35.1

　また**ＭＣＶが基準値より高いとビタミンＢ12欠乏性貧血**かもしれません。これは血液の病気ではなく、胃炎が原因で起こる貧血です。胃炎で食物からのビタミンＢ12の吸収が悪くなると、貧血を起こしやすくなるのです。胃炎だけでなく、**菜食主義者でもＭＣＶが高く出る**ことがあります。

　しかしこれら3項目を重視するお医者さんはあまりいないので、我々も気にしなくていいと思います。

11. 多血

　赤血球が少なければ貧血ですが、多過ぎると「多血（赤血球増加症）」と言われます。赤血球数が、男性では600万/μL（マイクロリットル）以上、女性では550万/μL以上が目安になっています。

　しかし医者が注目するのは、むしろヘマトクリットだそうです。ヘマトクリットの基準値は、男性が40〜50パーセント、女性が34〜45パーセントですが、男女とも50パーセントを超えると多血の可能性が強まるとされています。

　多血はヘビースモーカーがなりやすいと言われています。ヘビースモーカーは、慢性的に酸素不足の状態にあります。それを解消しようと、体ががんばって赤血球を増やすためです。タバコを吸わないのに多血という人は、睡眠時無呼吸症候群の可能性があります。やはり酸素不足を補おうとするためです。一度、専門医に診てもらうといいでしょう。

　アスリートの高地トレーニングは、酸素の薄いところで、意図的に多血を誘導するものです。赤血球が増えた状態で低地の試合に臨めば、それだけ酸素が全身に行きわたって、息切れしにくくなるという発想です。

　こうした酸欠を原因とする多血は「二次性多血症」と呼ばれており、原因が除かれれば解消します。その意味では

あまり心配する必要はないのかもしれません。しかしタバコをやめたり、睡眠時無呼吸症候群を治療したりしなければならないので、意外と大変です。

　たまに面倒な病気が潜んでいることがあります。骨髄の「造血幹細胞（赤血球を造り出す細胞）」に異常が生じて多血になることがあるのです。こちらは「真正多血症（真正赤血球増加症）」と呼ばれ、血液腫瘍の一種に分類されています。ただ重症化しない限り、自覚症状はほとんどなく、健診で異常を指摘されてはじめて分かった、という人が大半です。

　赤血球が増え過ぎると、血液がドロドロになって、末梢血管を通りにくくなります。そのため逆に酸素不足で代謝が低下し、指先やつま先が冷えたり痺れたりすることがあります。また血栓ができやすくなります。とくに心筋梗塞や脳梗塞が心配です。

　代表的な治療は「瀉血（血を抜き取ること）」です。それによって赤血球数を減らし、血栓を予防するのです。抜いた血はどうするのか、気になるひとも多いと思います。せっかくの血液ですから、輸血に使えばいいのではないか。しかし瀉血の血は、そのまま医療廃棄物として処分されます。異常な造血幹細胞が混ざっているかもしれないので、輸血などには使えません。

　ほかに赤血球を減らす薬が使われることがあります。た

だし抗がん剤の一種で、副作用も強いので、医師とよく相談する必要があります。

　健診で多血症と言われたら、いずれにしても専門的な治療が必要になるかもしれません。心配なひとは、血液内科を受診してみてください。

12. 白血球数（WBC）

　健診では白血球数（WBC）も測ります。血液1マイクロリットル中の白血球の数で、基準範囲は病院や検査会社によって多少の違いはありますが、だいたい3000〜9000となっています。

　基準値を超える原因はさまざまです。

　健診前の1〜2週間以内に、風邪などの感染症に罹っていたのかもしれません。尿路感染症なども考えられます。白血球は細菌やウイルスから体を守る役割を担っていますから、病原体の侵入があれば、一次的に増加します。しかし感染が治まれば元に戻るので、あまり心配は要りません。

　内臓が慢性的に炎症を起こしている場合も、白血球が増えてきます。慢性膵炎、慢性胆管炎などがあります。虫垂炎など急性の炎症でも、白血球数は跳ね上がります。しかし普通はすぐに病院にかかりますから、健診ではじめて見つかるようなことはありません。

　タバコで増えることもあります。とくにヘビースモーカーは、慢性的に肺が炎症状態にあるため、白血球数が高くなるのです。タバコをやめれば、白血球数は正常範囲に戻ります。ただしヘビースモーカーの終着駅である慢性閉塞性肺疾患（COPD）の患者でも、やはり白血球数は増えていますが、時すでに遅く、タバコをやめたからといっ

て、ＣＯＰＤは治りませんし、白血球数も元に戻りません。

たまに面倒な病気が潜んでいることがあります。代表は「慢性骨髄性白血病」です。とくに**白血球だけでなく、赤血球や血小板も基準値を超えていたら、要注意**です。

白血球は骨髄の造血幹細胞から造られますが、その染色体にある種の異常が起きると、白血球が慢性的に１万を超えて増えてくるのです。これが慢性骨髄性白血病です。

赤血球や血小板も造血幹細胞から造られるので、同時に増えてきます。ですから逆に、赤血球・白血球・血小板の３つが同時に増えてきたら、慢性骨髄性白血病かもしれない、となるのです。

ただし自覚症状はほとんどありません。この病気では、白血球も、赤血球や血小板も、正常なものとほとんど違わないものが造られます。日常生活では健常人とほとんど変わりません。そのため**慢性白血病患者の大半は、健診がきっかけで見つかった人**で占められています。

急性白血病では、白血球数は一気に跳ね上がります。しかし、その場合は体調が急激に悪化して、すぐに病院にかかるため、健診で見つかることはまずありません。また仮に健診で引っかかったとしても、結果が返ってくるころには、すでに入院しているか、もっと遠いところに行ってし

まっているはずです。

　慢性白血病は比較的おとなしい病気ですが、放っておくと急性白血病に変わって（急性転化）、命に関わることがあります。しかしよく効く薬が開発されているため、早めに治療を始めれば、急性転化のリスクを大幅に下げることができます。

　健診で白血球が多いと言われ、精密検査を勧められたら、迷わず血液内科を受診するべきです。

13. 血小板数（PLT）

血小板数（PLT）も、健診で必ず測定する項目です。基準範囲は病院や健診会社によって多少違っていますが、1マイクロリットル当たり、おおよそ13万〜40万といったところです。ちなみに日本人間ドック学会では、表11のように分類しています。

表11 血小板数の分類

9.9（万）以下	異常
10.0〜14.4（万）	要注意
14.5〜32.9（万）	基準範囲
33.0〜39.9（万）	要注意
40.0（万）以上	異常

血小板は、止血の中心的な役割を担う細胞です。血管が切れたり傷ついたりすると、血小板が集まってきて、フィブリンという血液中のタンパク質と結合して、かさぶたを作ります。血小板が少ないと、血が固まりにくくなるため、普通に生活していても、歯茎からの出血が生じやすくなったり、あざ（内出血）ができやすくなったりします。

逆に多過ぎると、血管内で塊（血栓）を作りやすくなります。それが血管を塞ぐと、脳梗塞や心筋梗塞、深部静脈血栓症、肺塞栓症など、さまざまな病気を引き起こします。

深部静脈血栓症は、足の付け根やふくらはぎの静脈が血栓で塞がれて、足全体が紫色に腫れあがる病気です。また

肺塞栓症は、血栓が肺動脈に詰まって、呼吸が苦しくなり、時には命に関わる病気です。エコノミークラス症候群として知られています。

　数値が低過ぎる場合は、特発性血小板減少性紫斑病、再生不良性貧血、急性白血病など怖い病気の可能性があります。しかし本当にそうだったら、すでに病院に行っているはずですから、健診がきっかけではじめて見つかることは、滅多にありません。

　また**飲んでいる薬のせいで、血小板が減る**こともあります。気になるようなら、薬剤師などに相談してみるといいでしょう。しかしちょっと低い程度なら「体質」と言われるだけかもしれません。

　多すぎる場合は、健診前に風邪などの感染症に罹っていた可能性があります。白血球と同じで、血小板は感染症で増えることが知られています。また鉄欠乏性貧血でも血小板が増えやすくなります。しかし原因の病気が解消すれば、血小板数はもとに戻ります。

　がんや関節リウマチでも、血小板が増えることがあります。その場合は、やはり大半の人がすでに病院にかかっているはずですから、健診で初めて見つかることは、ほとんどないでしょう。

　可能性は低いですが「本態性血小板血症」という厄介な病気もあり得ます。血小板を造る骨髄細胞の異常によって起こります。血小板数が100万を超えることもあり、しか

も血小板自体に異常が見られるようになります。初期には
ほとんど自覚症状がないため、逆に健診で指摘され、精密
検査で見つかることがあります。

　重症化すると、脳梗塞や心筋梗塞のリスクが高まると言
われていますから、気になる人は血液内科を受診してくだ
さい。

第4章

糖尿病

14. 空腹時血糖値 (FPG)

　糖尿病が心配な中高年にとって、血糖値は最も気がかりな健診項目のひとつです。職場健診では、必須項目となっています。

　血糖値は血液中のブドウ糖濃度のことです。単位は「mg（ミリグラム）/dL（デシリットル）」。血液100cc当たりに溶けているブドウ糖の量（重さ）になります。

　血糖値は食事をすれば増えますし、空腹になれば下がります。変動幅が大きいため、健診では、食事から10〜12時間経過後に血糖値を測定するようにしています。採血の前日は、夜9時までに食事を済ませるように言われるのは、そういう理由からです。完全に空腹になった時点で測定するので、「空腹時血糖値」と呼ばれているのです。

　基準範囲は70〜109。100〜109は「正常高値」と呼んで、糖尿病予備群が含まれているとしています。また110〜125までは境界領域、126以上になると糖尿病の疑いが強くなります。逆に69以下なら、低血糖と言われます。

表12　血糖値の基準範囲（単位：mg/dL）

糖尿病疑い	126以上
境界領域	110〜125
正常値	70〜109（100〜109は正常高値）
低血糖	69以下

　特定健診の基準はこれよりも一段厳しく、基準値は100未満となっています。職場健診も同様ですから、**40歳になると基準が変わります**。その結果、次のような問題が生じてきます。

　去年39歳だったひと（仮に鈴木さんとでもしておきましょう）の、去年の空腹時血糖値が105だったとします。その時点では鈴木さんの血糖値は正常値です。そんな鈴木さんは、今年40歳になりました。この1年間、それなりに摂生して暮らしてきたおかげで、今年の血糖値も105でした。でもそれではダメなんです。鈴木さんにはイエローカード（保健指導の勧告）が渡されてしまいます。

　まあ、実際にそこまで厳しくやっている会社はほとんどないでしょう。それに保健指導の制度そのものが形骸化してしまって、真面目に受けるひとが減っています。
　そもそも以前は血糖値の基準値は、もっと緩いものでした。1980年に世界保健機関（WHO）とアメリカ糖尿病学会が決めた基準では、140以上を糖尿病（疑いを含む）とするというもので、日本でも同じ基準が採用されていました。しかし1990年代後半に、WHOとアメリカが基準値を下げ、126以上としました。それを受けて、日本でも同様の基準となったのです。

　それだけでも厳しいのに、40歳以上をもっと厳しく締め付けようとしても、従わないひとが多いのは仕方がないことです。

　表13に、令和2年度（2020年度）の東京都の特定健診の結果を載せました。

　特定健診の基準値は100未満なので、**60代に入ると男性では2人に1人、女性でも10人中3人かそれ以上が基準値をオーバー**していることになります。

　また基準値を110未満としても、60代以上では男性の4

表13　空腹時血糖値：令和2年度（2020年度）の東京都における特定健診の結果

（第8回ＮＤＢオープンデータ［厚生労働省］より作成）

男性	40〜44歳	45〜49歳	50〜54歳	55〜59歳	60〜64歳	65〜69歳	70〜74歳
平均値(mg/dL)	95.6	98.4	101.1	103.5	105.3	105.9	106.0
126以上	2.8%	4.7%	7.2%	9.6%	11.8%	13.2%	13.7%
110以上126未満	4.9%	7.3%	9.8%	12.4%	14.4%	15.0%	15.4%
100以上110未満	16.9%	19.9%	22.1%	23.5%	23.8%	22.9%	21.7%
100未満	75.4%	68.1%	60.9%	54.4%	50.0%	48.9%	49.2%

女性	40〜44歳	45〜49歳	50〜54歳	55〜59歳	60〜64歳	65〜69歳	70〜74歳
平均値(mg/dL)	89.7	91.2	92.9	95.0	96.4	97.3	98.4
126以上	0.8%	1.3%	2.0%	2.9%	3.9%	5.1%	6.3%
110以上126未満	1.6%	2.5%	3.8%	5.7%	7.2%	8.4%	9.5%
100以上110未満	7.4%	9.8%	12.6%	15.9%	17.8%	17.7%	17.7%
100未満	90.1%	86.4%	81.6%	75.4%	71.1%	68.8%	66.5%

人に1人、女性の5人に1人が境界領域以上になります。さらに糖尿病の可能性が高い126以上に限って見ても、60代以上では男女とも、それなりの人数がいることが分かります。

　もちろん健診は病気の診断ではないので、空腹時血糖値が126を超えていても、糖尿病と確定したわけではありません。病院でより詳しい検査を行い、医師が診断して、はじめて糖尿病かどうかが決まります。

　血糖値が高いひとのなかには、自己流のダイエットで血糖値を下げようとするひとがいます。とくに最近は、低糖質ダイエットが人気です。しかし大半のひとは長続きしません。糖質ゼロのビールなども人気ですが、たくさん飲み食いするための、自分への言い訳になっていることも少なくありません。メーカー側も、実はそこを狙っているようにも見えます。また一時的にやせても、リバウンドでかえって太ってしまうひともいます。自己流ダイエットでは、かえって逆効果になることもあるので、注意が必要です。

　しかし血糖値が去年と比べて急に上がっていたら、ちょっと気になります。膵臓がんかもしれないからです。

　膵臓は血糖値をコントロールするホルモンを作っています。インスリンとグルカゴンです。インスリンは血糖値を下げ、グルカゴンは上げます。ちょうどブレーキとアクセルの役割を担っているわけです。ところが膵臓がんになる

と、これらのホルモンを作り出す細胞が破壊されてしまいます。

　ただ、血糖値を上げるホルモンは、グルカゴンだけでなく、副腎髄質のカテコールアミンや甲状腺ホルモンなど、数種類が用意されているのです。一方、血糖値を下げるホルモンはインスリンしかありません。そのため膵臓がんになると、血糖値が上がってくるのです。実際、健診の血糖値がきっかけで病院を受診し、膵臓がんが早期発見できたというひとも少なくありません。

　空腹時血糖値が126以上で、とくに去年よりもかなり高くなっていたら、素人判断はせず、まずは専門医を受診するのが賢明だと思います。

15.　ＨｂＡ１ｃ

　空腹時血糖値は知っていても、「ＨｂＡ１ｃ」を知らない人は多いと思います。これも糖尿病関連の項目です。読み方は「エイチ・ビー・エー・ワン・シー」が一般的です。

　糖尿病関連の検査項目は、血糖値とこのＨｂＡ１ｃで、職場健診では、そのどちらかを入れることが法律で義務付けられています。しかし大半の会社が、両方を入れています。

　ＨｂＡ１ｃは「糖化ヘモグロビン」とも呼ばれています。ヘモグロビンは、赤血球のなかに大量に含まれる、酸素運搬用のタンパク質です。これに血糖（血液中のブドウ糖）が結合したものが、糖化ヘモグロビンです。

　赤血球は骨髄で作られますが、このときすでに、その内部にヘモグロビンが格納されています。この段階では、まだヘモグロビンは糖化されていません。しかし赤血球が血管に出てくると、ヘモグロビンが血液中のブドウ糖に晒されて、徐々に糖化が進みます。

　もちろん血糖値が高いほど、糖化のスピードが上がります。そこでＨｂＡ１ｃの量を測れば、逆に血糖の濃度がどのくらいか推定できるわけです。

　赤血球の寿命は約４ヵ月。糖化ヘモグロビンもろとも、脾臓（ひぞう）で破壊され、新しい赤血球が骨髄から供給されてきま

す。そのため糖化ヘモグロビンの寿命は、赤血球の寿命と同じ約４ヵ月と考えられますが、医学的にはもっと短い「過去１〜２ヵ月」の血糖値の平均を反映しているとされています。

　健診結果に出てくる数字は「全ヘモグロビンに対する糖化ヘモグロビンの割合（パーセンテージ）」です。ＨｂＡ１ｃが5.2としたら、全ヘモグロビンの5.2パーセントが糖化していることを意味します。

　日本人間ドック学会の基準値は次のようになっています。

表14　ＨｂＡ１ｃの基準値（単位：％）

基準範囲	5.5以下
要注意	5.6〜6.4
異常	6.5以上

　また日本糖尿病学会は、ＨｂＡ１ｃが6.5以上で糖尿病の疑いが強いとしています。ただし診断には、病院でのより詳しい検査が必要になります。

　表15に、令和２年度（2020年度）の東京都の特定健診の結果を載せました。
　平均値を見ると、男性では50代前半から、女性でも50代後半から、要注意レベルに達しています。
　さらに男性では40代前半で、6.5以上、つまり糖尿病疑

表15 ＨｂＡ１ｃ：令和２年度（2020年度）の東京都における特定健診の結果

（第８回ＮＤＢオープンデータ［厚生労働省］より作成）

男性	40〜44歳	45〜49歳	50〜54歳	55〜59歳	60〜64歳	65〜69歳	70〜74歳
平均値（%）	5.4	5.5	5.6	5.7	5.8	5.8	5.9
8.4以上	0.9%	1.3%	1.6%	1.6%	1.6%	1.4%	1.3%
8.0以上8.4未満	0.2%	0.4%	0.5%	0.6%	0.8%	0.7%	0.8%
6.5以上8.0未満	1.8%	3.4%	5.4%	7.5%	9.6%	11.8%	13.3%
6.0以上6.5未満	3.2%	5.0%	7.1%	9.4%	11.6%	13.5%	15.4%
5.6以上6.0未満	18.9%	22.7%	25.4%	27.4%	28.8%	29.2%	29.8%
5.6未満	75.0%	67.3%	59.9%	53.5%	47.7%	43.3%	39.4%

女性	40〜44歳	45〜49歳	50〜54歳	55〜59歳	60〜64歳	65〜69歳	70〜74歳
平均値（%）	5.3	5.4	5.5	5.6	5.6	5.7	5.7
8.4以上	0.2%	0.3%	0.5%	0.6%	0.6%	0.6%	0.6%
8.0以上8.4未満	0.1%	0.1%	0.2%	0.2%	0.3%	0.3%	0.4%
6.5以上8.0未満	0.6%	1.1%	1.8%	2.8%	4.1%	5.8%	7.6%
6.0以上6.5未満	1.6%	2.7%	4.9%	7.6%	9.5%	11.5%	13.5%
5.6以上6.0未満	13.9%	18.1%	26.1%	32.1%	33.9%	34.8%	35.5%
5.6未満	83.6%	77.7%	66.5%	56.8%	51.7%	46.8%	42.3%

い以上の割合が3パーセント近くに達しており、年齢が上がるにつれて増えていきます。**70代前半で15パーセント以上（6～7人に1人）が糖尿病疑い以上に入っており、基準値以下は4割に過ぎません。**

女性は男性よりもかなりマシですが、それでも70代に入ると1割近くが糖尿病疑い以上になっています。

しかし糖尿病患者はもっといると考えられています。

「令和元年（2019年）国民健康・栄養調査結果の概要」（厚生労働省）によれば「糖尿病が強く疑われる者」の割合は男性19.7％、女性10.8％となっています。これを人数に直すと、男性が約1200万人、女性が約700万人、合計で約1900万人となります。また国立国際医療研究センター・糖尿病情報センター（2019年）によれば、糖尿病が強く疑われる者（糖尿病有病者）1000万人、糖尿病の可能性を否定できない者（糖尿病予備群）1000万人、あわせて2000万人です。糖尿病の潜在患者数は、予備群も含めて推定2000万人前後ということです。

ただし「令和2年（2020年）患者調査」（厚生労働省）によると、全国の推定患者数は367万8000人に過ぎません。この数字は、定期的に医者にかかっている人数です。糖尿病の疑いがどんなに強くても、病院に行かない限りは患者としてカウントされません。逆に言えば、予備群も含めて一千数百万人が、高めの血糖値を放置していることに

なります。

　糖尿病が進行すると、三大合併症が怖いと言われています。糖尿病網膜症、糖尿病腎症、糖尿病神経障害の3つです。糖尿病網膜症を放っておくと、失明するリスクが上がりますし、腎症は慢性腎不全から人工透析につながっていきます。また神経障害が起こると痛みを感じにくくなり、ひとによっては急性心筋梗塞ですら気づかないこともあるそうです。また足の爪や指などにちょっとした傷ができても気づかず、放っておいたら腐ってきた、ということもよくあります。

　ＨｂＡ１ｃを7.0以下に保っておけば、合併症のリスクがだいぶ減ると言われていますから、高めのひとはぜひ内科に行って、治療を始めたほうがいいでしょう。

　なお血糖値は食事によって大きく変化しますが、ＨｂＡ１ｃは1回や2回の食事ではほとんど変化しませんし、食後すぐに測定しても影響は出ません。健診の前日に、少しでも数字をよくしようとして、**食事を我慢するひとがいますが、ＨｂＡ１ｃに限れば無駄な抵抗**です。せめて1ヵ月前から頑張る必要があります。

コラム３．糖質ゼロのビールはカロリーゼロではない

　糖質フリー・糖質オフや、糖質ゼロを謳ったビールが流行っています。最近は日本酒にも、同様の製品が出てきて、飲みたいが太りたくないというひとにとって、選択肢が拡がってきています。

　ただし「フリー」とか「ゼロ」といっても、本当に糖質が入っていないわけではありません。法律によって、飲料100ミリリットル当たり糖質が2.5グラム未満になっていれば「糖質フリー」や「糖質オフ」、0.5グラム未満なら「糖質ゼロ」と表示してよいことになっています。

　普通のビールや日本酒の糖質は100ミリリットル当たり３〜3.5グラム程度ですから、「糖質フリー」「糖質オフ」はちょっと糖質が少なめのビールや日本酒ということになります。糖質にこだわるなら、やはり「糖質ゼロ」のほうがよさそうです。

　また「糖質」という言葉の意味が問題です。
　法律上の「糖質」とは、単糖類（ブドウ糖や果糖）と二糖類（砂糖や麦芽糖）に限定されています。もう少し分子が大きいオリゴ糖や、デンプンなどの炭水化物の制限はありません。単糖類や二糖類は甘味が強いですから、糖質フリーや糖質オフのものは「甘味を抑えた酒類」と思っておいたほうがいいでしょう。辛口が好きなひとには、いいかもしれませんが、決して「炭水化物ゼロ」ではないので

す。

　ワインでも低糖質を謳う商品が出てきています。しかし普通の赤ワインの糖質は100ミリリットル当たり約1.5グラム、白ワインで約2.0グラムと言われています。つまり法律上は、普通のワインがすでに「糖質オフ」の状態にあることになります。怪しげな表示には騙されないように。

　とはいえ「糖質ゼロ」なら、糖分は少なめですから、少し多めに飲んでも大丈夫という気もします。

　でもそれは間違った認識です。
　なぜならアルコールが入っているからです。アルコールは1グラム当たり7キロカロリーです。そこにデンプンなどの炭水化物が入っていれば、さらにカロリーが上乗せされます。実際、各社の糖質ゼロビール（500ミリリットル）の熱量は150〜160キロカロリーになっています。缶に印刷された表示を確認してください。

　一方、普通のビール500ミリリットルの熱量は220キロカロリー程度です。糖質ゼロとの違いはわずか60〜70キロカロリーに過ぎません。つまりビールを糖質ゼロに替えたところで、減らせるカロリーはたかが知れている、ということになります。餃子1個分といったところでしょうか。あるいは締めのラーメンの背油「チャッ」ぐらい（チャッチャまでやってしまうとカロリー多過ぎ）ですか。まあ、そんなものです。

　そういうことを知らずにたくさん飲みたいし食べたいという理由から、糖質オフや糖質ゼロのビールを選んでいるひとも少なくないと思います。罪悪感を軽くするという意味では、お守り程度の効果がありますが、飲み過ぎて、かえってカロリーを取り過ぎているかもしれません。

第5章

脂質

16. 中性脂肪 (ＴＧ)

　健診で測る脂質関係の項目は「中性脂肪 (ＴＧ)」「ＨＤＬコレステロール」「ＬＤＬコレステロール」の３項目です。これら３項目は、職場健診や特定健診の必須項目になっています。

　また「総コレステロール」という項目が入っている会社もあります。血中コレステロールの総量で、ＬＤＬ・ＨＤＬコレステロールの合計に近い数字になります。

　まずは中性脂肪。「トリグリセリド」とも呼ばれており、「ＴＧ」と表記されていることもあります。ちょっと難しそうですが、実は我々が普通に口にする動物性脂肪や植物性脂肪と同じものと考えて差し支えありません。

　脂肪は、化学的には脂肪酸が３個 (トリ)、グリセリンという分子にエステル結合したもの (グリセリド) です。つまりトリグリセリドなのです。

　脂肪酸には多くの種類があって、どれが健康にいいとか悪いとかといった話題が尽きません。テレビの健康番組などで飛び交っている「不飽和脂肪酸」や「オメガ脂肪酸」、サバやイワシの「ＤＨＡ」や「ＥＰＡ」なども、数ある脂肪酸の仲間です。

　食物中の中性脂肪は、小腸で吸収されます。しかしそのままでは水に溶けないので、タンパク質などと結合して「リポタンパク質 (リポプロテイン：ＬＰ)」と呼ばれる粒

子を形成した後、血液中に放出され、筋肉や内臓に運ばれて消費されるのです。また余った分は、肝臓や皮下脂肪、内臓脂肪として蓄えられます。

　健診では、採血で得られた血液中のリポタンパク質を化学処理して、中性脂肪の量を測定します。

　日本人間ドック学会による基準値は、次のようになっています。

表16　中性脂肪の基準値（単位：mg/dL）

29以下	異常
30〜149	基準範囲
150〜499	要注意
500以上	異常

　次ページの表17に、令和2年度（2020年度）の東京都の結果を載せました。

　男女とも、平均値は全年齢で基準範囲に収まっています。

　ただし男性では、全ての年代で3〜4人に1人が基準範囲を超えています。逆に言えば、**中性脂肪が200や300あったとしても、あまり心配する必要がない**のかもしれません。

　実際、中性脂肪が高いからと言って、すぐにどうなるわけではありません。以前は動脈硬化などの原因になるから、中性脂肪をしっかり下げなさい、と言われていました。しかし最近は、ＬＤＬコレステロールのほうが動脈硬化を起こしやすく、中性脂肪はさほど悪者ではないと考え

られるようになってきています。だから、医者にもよりますが、300ぐらいまでならあまりうるさいことを言わないはずです。ただ余分に食べた脂肪は、皮下や内臓の周りに蓄積されて、さまざまな生活習慣病の遠因になりますから、ほどほどに越したことはありません。

　なお食後に中性脂肪が大きく跳ね上がる体質の人が、結構いることが知られています。なかには500以上に上がる人もいるようです。ですから「いい結果」を望むなら、**食後10時間以上たってから採血に臨んだほうがいい**でしょう。

表17　中性脂肪：令和2年度（2020年度）の東京都における特定健診の結果

（第8回ＮＤＢオープンデータ［厚生労働省］より作成）

男性	40〜44歳	45〜49歳	50〜54歳	55〜59歳	60〜64歳	65〜69歳	70〜74歳
平均値(mg/dL)	130.3	135.7	137.6	136.1	132.5	130.4	126.0
300以上	5.1%	5.6%	5.7%	5.4%	4.8%	4.3%	3.5%
150以上300未満	21.7%	23.4%	23.9%	23.6%	23.0%	23.1%	22.1%
150未満	73.2%	71.0%	70.4%	71.0%	72.1%	72.6%	74.4%

女性	40〜44歳	45〜49歳	50〜54歳	55〜59歳	60〜64歳	65〜69歳	70〜74歳
平均値(mg/dL)	75.5	81.3	88.4	94.0	98.9	104.8	107.6
300以上	0.6%	0.9%	1.1%	1.2%	1.4%	1.5%	1.5%
150以上300未満	5.2%	6.6%	8.6%	10.4%	11.9%	14.2%	15.2%
150未満	94.2%	92.5%	90.3%	88.4%	86.7%	84.3%	83.3%

17. ＨＤＬ・ＬＤＬコレステロール

　ＨＤＬコレステロール（ＨＤＬ‐Ｃ）とＬＤＬコレステロール（ＬＤＬ‐Ｃ）は、職場健診・特定健診などの必須項目に入っています。これら2つと中性脂肪が高いと「脂質異常症」と言われます。脂質異常症だとしても、すぐに何かの危険が迫っているというわけではありません。しかし動脈硬化が進みやすくなるため、徐々に脳梗塞や心筋梗塞のリスクが上昇します。

　ＨＤＬコレステロールは「善玉」、ＬＤＬコレステロールは「悪玉」、そう憶えているひとも多いことでしょう。もちろんそれでいいのです。悪玉コレステロールは低いほうがよい、善玉コレステロールは高いほうがよい。そこさえ押さえておけば、健康管理のうえで、とくに問題ありません。

　しかしせっかくなので、もう少し詳しい話をしていきます。
　実はコレステロールという物質は化学的には1種類です。ＨＤＬやＬＤＬといった区別はありません。善玉も悪玉もなく、すべて同じコレステロール分子なのです。

　前の項で、中性脂肪はタンパク質などと結合してリポプロテイン（ＬＰ）と呼ばれる粒子を形成しているという話をしました。この粒子は複雑な構造をしています。中性脂肪などの塊を核とし、そのまわりをリン脂質（細胞膜など

の主要材料）とコレステロールの層が囲い、さらに外側を
アポリポプロテインというタンパク質が覆うという、3層
構造をしています。

　ただし大きさや重さが統一されているわけではなく、さ
まざまなサイズや重さのものが血液中に浮いています。と
くに重要なのが比重です。ＬＰ粒子の比重は、コレステロ
ールの含有量によって異なっているのです。含有量が少な
いと高比重、多いと低比重になります。そして高比重のも
のをＨＤＬ（High Density Lipoprotein）、低比重のもの
をＬＤＬ（Low Density Lipoprotein）と呼んでいます。

　ＬＤＬの比重は水の約1.02～1.06倍、ＨＤＬのほうは
約1.06～1.20倍で、遠心分離機によって分けることがで
きます。そしてＬＤＬ粒子に使われているコレステロール
をＬＤＬコレステロール、ＨＤＬ粒子に使われているもの
をＨＤＬコレステロールと呼んでいるという、それだけの
ことなのです。
　繰り返しになりますが、ＬＤＬコレステロールもＨＤＬ
コレステロールも、まったく同じコレステロールです。

　コレステロールはリン脂質とともに、細胞膜の材料とし
て使われます。また各種ホルモンやビタミンＤの原料にな
ったり、脂肪の消化吸収を助ける胆汁酸に使われたりして
おり、人体になくてはならない物質です。しかしＨＤＬと
ＬＤＬのバランス（ＬＨ比）が崩れると、健康上の問題が
生じてきます。とくに脳梗塞や心筋梗塞が問題です。

「脳卒中」という言葉がありますが、これは「脳出血」
「脳梗塞」「クモ膜下出血」の３つの病気の総称です。この
うち脳出血と脳梗塞が、コレステロールと深く関係してい
ます。

　コレステロールが不足すると、血管が弱く、破れやすく
なります。つまり脳出血を起こしやすくなるのです。戦前
から戦後にかけて、日本は食料事情がたいへん悪く、脂肪
分の乏しい食事を摂っていたため、脳出血が非常に多かっ
たことが知られています。

　しかし食料事情が改善されて、脂肪分を豊富に摂れるよ
うになると、日本人の血管も少しずつ丈夫になってきて、
脳出血は急速に減りました。代わりに増えてきたのが脳梗
塞です。コレステロールが過剰になると、血管が動脈硬化
を起こして詰まりやすくなるからです。ついに1990年代
に至って脳出血と脳梗塞が逆転し、いまや脳卒中の代表格
と言えば脳梗塞という時代になっています。

　この血管の丈夫さや動脈硬化と、ＬＤＬ・ＨＤＬコレス
テロールが深く関わっています。とくに**ＬＤＬコレステロ
ールが過剰でＨＤＬが少ないと、動脈硬化を起こしやすく
なり、それが脳梗塞の主な原因**であることが明らかになっ
てきました。

18. ＬＤＬ・ＨＤＬの役割とコレステロールの基準値

　コレステロールの大半は肝臓で作られます。できたコレステロールは、ＬＤＬ（低比重リポタンパク質）粒子に詰め込まれて、血液中に放出されます。そして全身の細胞にコレステロールを供給するのです。つまりＬＤＬ粒子は、コレステロールの運び屋ということです。

　コレステロールの供給が過多になると、使いきれなくなって余りが生じます。余分なコレステロールは、ＬＤＬ粒子から血液中に放出されて、遊離コレステロール、つまり裸のコレステロール分子となって、血液中を漂い始めます。ところがコレステロール分子が水に溶けにくいため、すぐに動脈の内壁にもぐり込もうとします。それが動脈硬化を引き起こすのです。

　なかでも粥状動脈硬化（アテローム動脈硬化）と呼ばれるものが問題です。コレステロールを多く含んでドロドロ（粥状）になったカサブタ（プラークと呼びます）が生じて、血管を内側から狭くするからです。それが心臓の血管（冠動脈）に生じると、狭心症と呼ばれる病気を引き起こします。

　またプラークはちょっとしたことで剥がれて、血流にのって遠くまで移動していきます。脳のほうに流れていくと、途中で血管を塞いで詰まらせてしまうことがありま

す。それが（アテローム性の）脳梗塞です。血管が詰まった先は、脳細胞が酸素不足で死んでしまうため、マヒや言語障害など、さまざまな症状が出てきます。また心臓の冠動脈が詰まれば、急性心筋梗塞となって、命の危険にさらされます。

そこで登場するのがHDL（高比重リポタンパク質）粒子です。HDL粒子は、血液中に出てきた遊離コレステロールを内部に取り込み、コレステロールエステルという物質に変えて、肝臓に戻します。つまりHDL粒子は、余ったコレステロールを回収する役割を担っているのです。

こうして回収されたコレステロールの一部は、肝臓で再びLDL粒子に組み込まれて再利用され、残りは胆汁などと一緒に体外に廃棄されます。

ですから本来は遊離コレステロールの量と、その回収能力が分かれば、動脈硬化リスクを評価することができるはずです。しかしその測定が困難なため、代わりにもっと測定しやすい、LDL粒子とHDL粒子に含まれるコレステロール量で代用しているのです。

うんと単純に言えば、LDLコレステロールとは、肝臓から全身に供給されるコレステロール、HDLコレステロールとは全身から回収された余分なコレステロールということになります。

しかしそれでは予防という観点でインパクトがないの

で、「悪玉」「善玉」と呼ぶことにしたのです。誰が考えたか分かりませんが、うまいネーミングだと思います。

日本人間ドック学会が出している基準値（基準範囲）は次のようになっています。

表18　ＬＤＬコレステロールの基準値（単位：mg/dL）

59以下	異常
60〜119	基準範囲
120〜179	要注意
180以上	異常

表19　ＨＤＬコレステロールの基準値

34以下	異常
35〜39	要注意
40以上	基準範囲

96〜97ページの表20に、令和2年度（2020年度）の東京都の特定健診の結果を載せました。

ＬＤＬコレステロールについて、男性の平均値は60代前半まで、基準範囲を超えています。しかしその後は下がって、基準範囲に収まっています。反対に女性では、40代までは基準範囲内ですが、50代に入ってから基準範囲を超え、70代に入ってもあまり下がってきません。

また分布を見ると、男性で基準範囲以下のひとは、40代でわずか4割、70代前半でも5割ちょっとであること

が分かります。女性では40代で6割前後が基準以下ですが、50代以降は4割程度に減っています。

つまりLDLコレステロールについては、男性は加齢とともに低下する傾向があり、逆に女性は上昇する傾向があると言えます。

ただ基準範囲を超えるひとの割合が、男女とも4割から6割もいるわけで、健診で「＊」が付いたからといって、さほど心配する必要はなさそうだ、ということが言えると思います。

HDLコレステロールについては、男女とも優秀で、9割以上のひとが基準範囲以上になっています。平均値では、女性のほうが圧倒的に良い数字になっています。LDLコレステロールが高い分を、補っているといってよさそうです。

表20　ＬＤＬコレステロール、ＨＤＬコレステロール：令和２年度（2020年度）の東京都における特定健診の結果

（第８回ＮＤＢオープンデータ［厚生労働省］より作成）

ＬＤＬコレステロールの平均値と分布

男性	40〜44歳	45〜49歳	50〜54歳	55〜59歳	60〜64歳	65〜69歳	70〜74歳
平均値(mg/dL)	128.6	129.9	129.0	126.6	123.0	119.9	116.9
180以上	6.2%	6.6%	6.2%	5.2%	4.0%	3.1%	2.4%
160以上180未満	9.9%	10.6%	10.2%	9.4%	7.9%	6.6%	5.4%
140以上160未満	18.4%	19.3%	19.1%	18.3%	16.9%	15.4%	13.8%
120以上140未満	24.8%	24.8%	24.9%	24.9%	24.5%	24.2%	23.5%
100以上120未満	22.7%	21.7%	21.8%	22.6%	23.8%	25.0%	26.1%
100未満	18.0%	17.0%	17.8%	19.6%	22.9%	25.6%	28.8%

女性	40〜44歳	45〜49歳	50〜54歳	55〜59歳	60〜64歳	65〜69歳	70〜74歳
平均値(mg/dL)	112.8	118.6	128.4	133.9	133.4	130.7	127.3
180以上	2.1%	3.3%	6.3%	8.2%	7.8%	6.5%	5.2%
160以上180未満	4.2%	6.0%	9.5%	11.9%	11.5%	10.4%	8.9%
140以上160未満	10.3%	13.4%	17.9%	20.5%	20.6%	19.6%	18.2%
120以上140未満	20.5%	22.7%	24.7%	25.1%	25.3%	25.6%	25.5%
100以上120未満	28.4%	27.0%	23.5%	20.7%	21.1%	22.4%	24.1%
100未満	34.4%	27.5%	18.1%	13.7%	13.7%	15.5%	18.2%

ＨＤＬコレステロールの平均値と分布

男性	40～44歳	45～49歳	50～54歳	55～59歳	60～64歳	65～69歳	70～74歳
平均値(mg/dL)	57.5	58.0	58.8	59.8	60.4	60.0	59.5
35未満	2.0%	2.0%	1.8%	1.7%	1.6%	1.8%	2.2%
35以上40未満	5.5%	5.5%	5.1%	4.6%	4.5%	4.7%	5.0%
40以上	92.6%	92.6%	93.1%	93.7%	94.0%	93.5%	92.8%

女性	40～44歳	45～49歳	50～54歳	55～59歳	60～64歳	65～69歳	70～74歳
平均値(mg/dL)	71.0	72.2	74.6	75.4	74.7	72.3	70.4
35未満	0.2%	0.2%	0.2%	0.1%	0.2%	0.2%	0.3%
35以上40未満	0.7%	0.7%	0.6%	0.6%	0.6%	0.8%	1.0%
40以上	99.1%	99.0%	99.2%	99.3%	99.2%	99.0%	98.7%

19. 総コレステロール値とＬＨ比

　健診結果をよく見ると「総コレステロール値（T-chol）」という項目が入っているかもしれません。もしそうなら、その前か後に「ＬＨ比」という項目も入っているはずです。

　職場健診や特定健診の必須項目ではないため、入っていないからといって、あまり気にする必要はありません。

　総コレステロール値とは、ＨＤＬコレステロール、ＬＤＬコレステロール、中性脂肪の３項目から計算する値で、血中コレステロールの総量とされています。コレステロールには、ＨＤＬとＬＤＬのほかに中性脂肪と関係しているＶＬＤＬＤというものがあります。ただしＨＤＬとＬＤＬの量が多いため、総コレステロール値は、この２項目の合計に近い（少し大きい）数字になります。

　基準値は次のようになっています。

表21　総コレステロール値の基準値（単位：mg/dL）

260以上	異常
200〜259	要注意
140〜199	基準範囲
139以下	要注意

　前項に書いたように、ＬＤＬコレステロールの基準範囲は60〜119、ＨＤＬコレステロールは40以上となっています。仮にＬＤＬが80、ＨＤＬが40とすると、合計は120

となり、総コレステロール値は130前後になるので、低い
ほうの要注意となります。

　またLDLが110、HDLが90だったら、合計は200と
なり、総コレステロール値は200を超えた数字（高いほう
の要注意）になります。

　つまりLDLとHDLが基準範囲だとしても、総コレス
テロール値が要注意になることもある、ということです。

　総コレステロール値が高いと、脂質異常症のほかに、甲
状腺機能低下症や下垂体機能低下症によるホルモン異常の
可能性が考えられます。逆に低すぎると、栄養不足か、甲
状腺機能亢進症（バセドー病など）の可能性が出てきま
す。

　臨床上は、総コレステロール値が低いほうが問題とされ
ていますから、**139を下回るひとは、内分泌科や血液内科
を受診したほうがいい**かもしれません。

　総コレステロール値が基準範囲に収まっていても、LH
比が高いと動脈硬化のリスクが上がると言われています。
LH比とは、LDLコレステロールとHDLコレステロー
ルの比で、次の式で計算されます。

　　LH比＝LDLコレステロール値÷HDLコレステロー
　　　　　ル値

　健診結果にLH比が入っていなくても、この式を使って
自分で計算できるはずです。

　ＬＨ比に基準値は設定されていませんが、2.0以下なら正常、1.5以下が理想的と言われています。

　仮にＬＤＬが115、ＨＤＬが85としましょう。両方とも基準範囲内ですが、総コレステロール値は200を少し超える値（要注意）となってしまいます。しかしＬＨ比は約1.35なので、大丈夫ということになるはずです。

　ＬＤＬが100、ＨＤＬが40の場合（両方とも基準範囲内）は、総コレステロール値は140を少し超える程度で、基準範囲です。しかしＬＨ比は2.5ですから、将来的には動脈硬化になりやすいかもしれません。

　健診結果が返ってきたら、そして**総コレステロール値が高いほうの要注意に入っていたら、むしろＬＨ比に注目し**たほうがいいかもしれません。

コラム４．タマゴは何個まで？

　むかし、といってもそんなに古い話ではありません。平成のことです。

　当時「健康のため、タマゴは１日１個までしか食べてはいけない」ということが、大真面目に語られていました。憶えているかたも多いことでしょう。なかには、いまでもそう信じているひとがいて、好きなタマゴ料理を我慢しているかもしれません（お気の毒に）。

　厚生労働省は国民にたいへん優しいのか（お節介なのか）、５年ごとに「日本人の食事摂取基準」というものを発表しています。どんな栄養素をどれくらい食べろ、あるいは食べるなといったことを、エビデンスに基づいて細かく規定しています。

　最近よく「エビデンス」という言葉を聞きますが、これは「研究論文によって根拠が示されている」といった意味です。ただし研究論文と言っても、実は玉石混交です。なにしろ医学・生物学関係の論文だけでも、世界中で毎年40万〜50万件も発表されるのですから、あまり信用できないものも無数に混じっています。

　「日本人の食事摂取基準」は、高名な医学者や栄養学者が集まって、そういう論文の山のなかから「エビデンス」となり得る論文を選んで精査し、各栄養素をこのくらい摂っていれば健康でいられる（だろう）という枠組みを決め、

文書にまとめたものなのです。

　問題が起こったのは、そのなかの2005年版です。コレステロールの摂取量の上限が、成人男性750mg、成人女性600mgと明記されていたのです。

「日本人の食事摂取基準」は、あくまでも栄養素の摂取量の基準であって、個々の食品を「食べろ・食べるな」ということは一切書かれていません。しかしこのコレステロールの上限値を守るとすれば「タマゴは1日1個まで」という結論が出てしまいます。

　タマゴ1個当たりのコレステロール量は、250〜300mgです。しかし肉や魚などにもコレステロールが含まれています。タマゴを2個食べたかったら、肉や魚を大幅に減らす必要がありますし、3個食べたら、その日は肉も魚も諦めなければならなくなります。

　ところがその後の研究で、このコレステロールの摂取基準には、実はほとんどエビデンスがないことが判明してきたのです。エビデンスに基づいて、エビデンスのない基準を設けていたのですから、なんだかなあ、という気がします。しかも血中コレステロールの大半は、肝臓で作られるため、食事で取る分が多かろうが少なかろうが、大して影響しないことも分かってきました。

　かくして2015年に出た新しい基準では、コレステロー

ルの摂取量の上限値が削除されるに至ったのです。それが
発表された2015年3月28日は「タマゴ記念日」とか「タ
マゴ解放デー」と呼んでいいかもしれません。

　しかしどうも厚生労働省は、諦めが悪いようです。コレ
ステロールの摂取基準の削除がよほど悔しかったのか、
2020年の改訂版では、次のような文言を追加してきまし
た。

　コレステロールについて、脂質異常症の重症化予防を
　目的とした量として、新たに200 mg/日未満に留める
　ことが望ましい

　なにを言いたいのか分かりにくいですが、要するに「脂
質異常症」と診断されたひとは、コレステロールの摂取量
を1日200mg以下にするべきだ、と言ってます。タマゴ1
個分にも満たない量です。

　ところが脂質異常症の潜在患者数は、3000万人とも
4000万人とも言われています。脂質異常症の基準値は、
ＬＤＬコレステロールが140以上、中性脂肪（空腹時）が
150以上、ＨＤＬコレステロールが40未満です。

　厚生労働省的には、これだけの人数の国民に、いったい
どんな食事を食べさせたいのでしょうか。しかも同じ「日
本人の食事摂取基準（2020年版）」のなかで、「良質な動
物性タンパク質」を十分に摂りなさい、とも言っていま

す。そんな献立を作れと言われたら、ベテラン管理栄養士でもお手上げでしょう。

　だからまあ、お手本の献立を厚生労働省が示してくれるまでは、あまり気にせず「タマゴは食べたいだけ」食べていればいいのです。

第6章

肝機能

20. ＡＳＴ・ＡＬＴ

　健診での肝機能検査の代表は、ＡＳＴ、ＡＬＴ、γ-ＧＴＰの３項目です。この３つは職場健診や特定健診の必須項目に入っています。

　ＡＳＴは以前はＧＯＴ、ＡＬＴはＧＰＴと呼ばれていましたが、国際的な名称変更が行われ、今のようになりました。しかし変わったのは名称だけですから、以前の数字をそのまま参考にすることができます。

　この２つは肝細胞に多く含まれる酵素で、肝臓が障害を受けると、血中に大量に溶けだしてきます。そこで逆に、血液中の濃度を測定すれば、肝臓の状態が推定できるというわけです。

　両者の違いは、それらを多く含んでいる臓器の違いです。ＡＬＴは肝臓や胆管だけに多く存在するので、もし血中濃度が上昇してきたら、ほぼ確実にそれらの臓器に問題があることが分かります。一方、ＡＳＴは心筋や赤血球中にも多く存在するため、肝臓以外の病気でも上昇することがあります。

　日本人間ドック学会の基準値は、ＡＳＴ、ＡＬＴとも表22のようになっています。ただし病院や検査会社によっては異なる基準値を使っていることがあります。御自身の健診結果を見て確認してください。

表22　ＡＳＴ、ＡＬＴの基準値（単位：U/L）

30以下	基準範囲
31〜50	要注意
51以上	異常

　ＡＳＴ、ＡＬＴとも 30U/L（国際単位）以下なら正常と判定されますが、51以上になると「異常」とされます。しかし両方とも 100以下なら、多くの医者はあまりうるさいことは言わないでしょう。大抵は経過観察や食事指導、飲酒制限などで済むはずです。

　ＡＳＴ、ＡＬＴともに100を超えてくると、肝臓に問題ありという判断になります。慢性肝炎や脂肪肝などの可能性が出てきます。その場合、**ＡＬＴがＡＳＴより高ければ、アルコール性肝炎**かもしれません。

　また両方とも 300を超えると、入院となりそうです。さらに 500を超えると急性肝炎の可能性が強くなり、かなり危険な状況と言えます。ただし健診の結果が届くより先に、具合が悪くなって病院に行くことになるでしょう。

　ＡＳＴのみが高いと、心臓が悪い可能性が出てきます。心不全や心筋梗塞で心筋が壊れると、ＡＳＴが血中に出てくるからです。

　実際、ＡＳＴは心臓病の診断指標のひとつになっています。もちろん本当に心筋梗塞だったら、悠長に健診を受けるどころではありません。しかし心不全の初期など、自覚症状がほとんど出ていない段階なら、ＡＳＴがきっかけで

見つかることもあり得ます。

　表23は令和2年度（2020年度）の、東京都の特定健診の結果です。ＡＳＴは男女とも、異常（51以上）が少なく、大半のひとが基準範囲に入っています。

　ＡＬＴについては、男性で若い年代ほど、異常の割合が高くなっています。しかし年齢とともに、徐々に減っているところが注目です。だんだん酒量が減るからか、肥満が解消されるからか、理由は分かりません。しかし現役世代でＡＬＴが高かったとしても、歳を取れば下がってくると思えば気が楽です。

　なおＡＳＴの血中濃度は、肝臓を酷使しなければ10〜20時間で、ＡＬＴは40〜50時間で半減すると言われています。これらの数値が高いのは飲酒が原因だという自覚をお持ちのかたは、**健診の3日前から断酒しておけば、意外といい結果が出るかもしれません。**

表23　ＡＳＴ、ＡＬＴ：令和2年度（2020年度）の東京都における特定健診の結果

（第8回ＮＤＢオープンデータ［厚生労働省］より作成）

ＡＳＴ

男性	40〜44歳	45〜49歳	50〜54歳	55〜59歳	60〜64歳	65〜69歳	70〜74歳
平均値（U/L）	26.0	26.3	26.3	26.1	26.0	25.8	25.3
30以下	80.1%	79.6%	80.0%	80.7%	81.2%	81.8%	83.0%
31以上50以下	15.9%	16.2%	15.9%	15.2%	14.9%	14.7%	14.0%
51以上	4.0%	4.2%	4.1%	4.0%	3.9%	3.5%	3.0%

AST

女性	40〜44歳	45〜49歳	50〜54歳	55〜59歳	60〜64歳	65〜69歳	70〜74歳
平均値(U/L)	19.3	20.2	22.2	23.5	23.7	23.9	24.0
30 以下	95.9%	94.6%	91.4%	89.4%	89.3%	88.8%	88.4%
31 以上50 以下	3.3%	4.3%	7.1%	8.9%	9.0%	9.4%	9.8%
51 以上	0.9%	1.1%	1.5%	1.7%	1.7%	1.8%	1.8%

ALT

男性	40〜44歳	45〜49歳	50〜54歳	55〜59歳	60〜64歳	65〜69歳	70〜74歳
平均値(U/L)	33.3	32.5	30.7	28.5	26.6	24.9	23.1
30 以下	62.3%	62.6%	65.8%	70.3%	74.7%	78.7%	82.7%
31 以上50 以下	22.3%	23.1%	22.3%	20.5%	18.0%	15.5%	13.1%
51 以上	15.4%	14.3%	11.9%	9.3%	7.3%	5.8%	4.3%

女性	40〜44歳	45〜49歳	50〜54歳	55〜59歳	60〜64歳	65〜69歳	70〜74歳
平均値(U/L)	16.3	17.3	19.7	21.0	20.7	20.3	19.6
30 以下	93.9%	92.7%	89.2%	87.7%	88.7%	89.4%	90.7%
31 以上50 以下	4.2%	5.1%	7.6%	8.9%	8.3%	7.8%	6.9%
51 以上	1.9%	2.2%	3.2%	3.4%	3.0%	2.8%	2.3%

21. γ-GTP

　肝機能の健診項目の1つに、γ-GTPがあります。中高年サラリーマンのあいだでは「ガンマ」と言うだけで通じるほど、お馴染みです。酒の席で、数値が高いひとがガンマ自慢を始めることもよくあり、尿酸値（痛風）と共に、中高年の病気自慢のネタになっています。

　正式な名称は「γ-グルタミルトランスペプチダーゼ」と呼ばれる酵素で、肝臓の解毒作用に関わっています。アルコールの大量摂取で肝細胞が傷つくと、血液中に大量に溶けだしてきて、検査値（血中濃度）が上昇してきます。そのため飲酒量のバロメーターと目されているのです。

　日本人間ドック学会の基準値は、表24のようになっています。

表24　γ-GTPの基準値（単位：U/L）

基準範囲	50以下
要注意	51〜100
異常	101以上

　112ページの表25に令和2年度（2020年度）の、東京都の特定健診の結果を載せました。
　男性では60代前半まで、10人に1人かそれ以上のひとが、101を超えています。平均値で見ても、40代後半から60代前半までは要注意レベルです。

　しかし**70代に入ると、101を超えるひとの割合も平均値も、下がってきます**。年齢とともに酒量が減るからだと思われます。

　女性で101を超えるひとはわずかですし、平均値も50を大きく下回っています。それだけ女性の大酒飲みは少ないということでしょう。

　ガンマ自慢のひとの中には、200以上とか、500を超えたという猛者たちがいますが、**臨床的には500を超えると完全に危険水域**です。すぐにでも治療を始めないと、後戻りできなくなるかもしれません。

　しかし飲酒だけでなく、慢性肝炎や肝硬変、薬物による肝障害でも上昇してきます。1回のガンマ値だけでは原因を特定できませんが、断酒して下がれば、ほぼ間違いなく酒が原因です。
　ガンマの半減期は約2週間と言われています。たとえばガンマが200だったとすると、2週間断酒すれば100前後に下がるはずです。もし下がらなかったら、別の原因が考えられるため、より詳しい検査が必要です。

　逆に酒飲みのひとが健診前の1日や2日、禁酒したからといって、数値が良くなることはほとんど期待できません。健診のせめて2週間前、できれば4週間前から禁酒に励むべきです。そうすれば基準範囲にかなり近づけることができるでしょう。ただしそれができるくらいなら、最初

からガンマで引っかかることはなさそうです。高いと分かっていても、飲むのを我慢できない。それがガンマに対する酒飲みのジレンマです。

表25　γ‐GTP：令和2年度（2020年度）の東京都における特定健診の結果

（第8回ＮＤＢオープンデータ［厚生労働省］より作成）

男性	40～44歳	45～49歳	50～54歳	55～59歳	60～64歳	65～69歳	70～74歳
平均値(U/L)	50.0	54.0	55.7	55.8	54.2	49.9	44.4
50以下	71.1%	67.9%	67.0%	67.4%	68.8%	72.6%	77.6%
51以上100以下	19.0%	20.9%	21.3%	21.1%	20.4%	18.4%	15.6%
101以上	9.9%	11.2%	11.7%	11.5%	10.7%	9.0%	6.9%

女性	40～44歳	45～49歳	50～54歳	55～59歳	60～64歳	65～69歳	70～74歳
平均値(U/L)	21.7	24.2	28.6	31.1	30.4	28.9	27.3
50以下	94.9%	92.9%	89.4%	87.6%	88.5%	89.9%	91.7%
51以上100以下	3.9%	5.2%	7.7%	9.0%	8.6%	7.7%	6.4%
101以上	1.2%	1.8%	2.9%	3.3%	2.9%	2.3%	1.9%

22. 総ビリルビン（T‐BIL）

　健診結果の中に、総ビリルビン（T‐BIL）を入れている会社は少なくありません。しかしどんな数値か知っている人はわずかで、健診における「謎項目」のひとつになっています。

　これは肝臓や胆道の病気のスクリーニング検査です。
　ビリルビンは、赤血球のヘモグロビン（酸素運搬を行うタンパク質）の老廃物です。赤血球は約4ヵ月で寿命が尽き、脾臓で破壊されます。その際、ヘモグロビン分子も分解されてビリルビンになり、血液中に放出されるのです。
　その後、さらに肝臓で処理されて、胆汁の一成分として十二指腸に放出され、最後は、大便と一緒に排泄されます。また一部は腎臓から尿に排出されます。

　ビリルビンは黄色い色素物質です。大便の色が黄褐色ないし茶褐色なのは、ビリルビンが含まれているからです。またオシッコが黄色いのも、ビリルビンによるものです。しかし肝臓に障害があると、ビリルビンの排出量が増えるため、オシッコの色が茶色っぽくなります。オシッコの色が変わったら、肝臓からの警告なのかもしれません。

　健診で測定するのは、血液中のビリルビン濃度で、基準値は0.4〜1.5mg/dLです。「総」という字が付いていますが、ビリルビンには「直接」と「間接」の2種類があって、その合計という意味です。ただその違いは、あまり気

にする必要はありません。

　基準値を超えている場合は、次の3つのことが考えられます。
（1）肝臓が悪い
（2）胆道が悪い
（3）先天的な体質

　この検査では、肝臓や胆道のどんな病気かまでは特定できません。また体質的に総ビリルビン濃度が高いひともいます。体質だとしたら、健康上の問題はないので、気にすることはありません。もし肝臓が悪いのなら、ＡＳＴ、ＡＬＴやγ-ＧＴＰの数値も悪くなっているはずですから、そちらが正常で、**総ビリルビンだけが高かったら、体質の可能性が大**です。

　問題は胆道です。胆石や胆管がん、膵臓がんなどで胆道が詰まると、胆汁が排泄されにくくなるため、血中ビリルビン濃度が上昇してくるのです。
　血中濃度がある程度高くなると（だいたい3.0以上）、黄疸が出てきます。皮膚などが黄色くなるのですが、日本人は黄色人種なので、初期の黄疸は分かりにくいといわれています。しかし白眼も黄色くなってくるので、自分で鏡を見て、チェックできます。

　総ビリルビンが基準値を超えている人は、腹部超音波検査を受けてみるといいでしょう。肝臓、胆のう、胆道、膵

臓などの様子が分かります。それで悪いものが見つからな
ければ、体質かもしれないということで、ひと安心できま
す。

23. ＨＢｓ抗原検査

　Ｂ型肝炎ウイルス（ＨＢＶ）感染のスクリーニング検査です。職場健診に入っていない会社が多いと思いますが、希望すれば自己負担で追加できるはずです。採血だけで分かるので簡単です。

　ウイルス感染の検査には、抗体検査と抗原検査がありますが、Ｂ型肝炎は抗原検査です。ＨＢｓ抗原は、ＨＢＶの表面を覆っているタンパク質のひとつで、感染していれば血液中に検出されます。

　もちろん抗体も測定できます。ＨＢＶに対する抗体は、ＨＢｓ抗体、ＨＢｃ抗体、ＨＢｅ抗体など数種類があります。過去にＨＢＶに感染したことがあれば、これらの抗体が陽性になります。

　ただし抗体検査では、過去に感染してできた抗体が残っているのか、現在感染しているのかを特定できません。また医療関係者などは、必ずＢ型肝炎ワクチンを打っているため、感染の有無にかかわらず、抗体は必ず陽性になります。そうした理由から、健診などでは抗原のほうを検査しているのです。

　ＨＢＶは、主に母子感染によって、母親から子供に伝わります。そのため1985年から、妊婦健診でＨＢｓ検査が行われるようになりました。妊娠初期（23週目まで）に母親の血液検査を行うことになっています。

　それ以前から、輸血による感染が問題になっていましたが、1972年からすべての輸血用血液に対するＨＢｓ抗原検査が行われるようになったため、輸血が原因の感染はほとんどなくなりました。

　母親が陽性の場合は出産時に母子感染するリスクがあるため、しばらくしてから子供の検査も行います。母子感染の子供はＨＢＶの無症候性（症状が出ない）キャリアになります。
　その後は成長に伴って、軽い肝炎症状が出ることもありますが、大半は本人も気づかないまま治ってしまいます。しかしウイルスが体内から消えることはありません。中高年になって免疫力が落ちてくると肝炎が再発し、やがて肝硬変や肝臓がんに進展することがあります。日本人の肝臓がんの約40パーセントは、B型肝炎が原因と言われています。

　気をつけなければならないのは、インフルエンザなどの集団予防接種による感染者です。昭和63年（1988年）までは、集団予防接種で注射器の使いまわしが行われていました。そのためかなりの人数が、無症候性キャリアになっているはずですが、正確な数字は分かっていません。

　感染していても安定していれば、肝細胞がダメージを受けることは少なく、ＡＳＴやＡＬＴの値には、ほとんど影響がありません。そのため普通の健診がきっかけで見つかることはあまり多くありません。

　病院で手術などを受ける際には、必ずＨＢＶの検査も行われるため、そのとき初めて自分が感染していることを知った、というひとも少なくありません。しかしそういう機会がなければ、本人が進んで抗原検査を受けない限り、自分がキャリアかどうかは分からないのです。

　ＨＢＶに感染していると分かったら、専門医を受診しましょう。より詳しい検査で、いまの状況を正しく把握できますし、すぐに治療が必要かどうかも分かります。

　治療は薬物療法です。いまのところＨＢＶを完全に排除する薬はありませんが、ウイルスの数を減らす薬は実用化されています。また肝細胞をウイルスのダメージから保護する薬もあります。適切に治療すれば、肝硬変や肝臓がんのリスクをかなり減らせるはずです。

　感染が心配というひとは、せっかくの機会ですから、健診に追加して調べてもらうといいでしょう。とくに**1988年以前に集団予防接種を受けたひとは、要注意**です。

24. ＨＣＶ抗体検査

　Ｃ型肝炎ウイルス（ＨＣＶ）感染のスクリーニング検査です。Ｂ型肝炎ウイルスと同様、普通の職場健診には入っていないはずですが、希望すれば追加できます。

　Ｃ型肝炎は抗体検査となります。もちろん抗原検査も可能ですが、感染者の５パーセントが偽陰性（本当は感染しているのに陰性と判定されること）になってしまうため、スクリーニングには適していないのです。またＨＣＶにはワクチンがないため、抗体陽性者は全員、感染経験者ということになります。

　Ｃ型肝炎の主な感染経路は輸血でした。しかし1989年から、すべての輸血用血液に対して抗体検査が行われるようになり、1992年からはより精度の高い抗体検査に切り替わったため、輸血が原因で感染するリスクはほとんどなくなりました。

　ただ母子感染はあります。子供が産道を通過する際に、母親の出血を介してうつることがあるのです。その可能性は５パーセント程度とされています。

　コロナ以前は海外に行って、ウイルスをもらってくるひとが増えていました。消毒が不十分な器具で、入れ墨やボディーピアスを入れると、感染することがあるのです。コロナ禍が明けて海外旅行が復活したため、これからまた、Ｃ型肝炎患者も増えてくるかもしれません。

　潜伏期間は２週間から半年で、約２割に風邪に似た症状が出ますが、残りの８割は無症状と言われています。その後、症状は治まり、感染者の３割は、自身の免疫の力でＨＣＶを完全に排除することができます。しかし残りの７割のひとでは、ウイルスが体内に棲みつき、そのまま軽い慢性肝炎に移行して、最終的に肝硬変や肝臓がんになっていきます。日本の肝臓がん患者の約半数は、Ｃ型肝炎が原因と言われています。

　かつては治療にインターフェロンという薬が使われていました。しかしウイルスを排除する力が弱く、しかも副作用が強いため、ほとんど使われなくなっています。いまはより効果が高く、副作用の少ない薬が続々と開発されており、ウイルスの完全排除が可能になりつつあります。

　健診でＨＣＶ陽性と言われたら、迷わず肝臓の専門医を受診するべきです。肝炎の段階なら、ウイルスを退治しさえすれば回復可能ですが、肝硬変や肝臓がんに進んでしまうと、たとえウイルスを駆除しても、元には戻りません。

コラム５．日本肝臓学会の「奈良宣言」

　肝機能検査の項目にあるＡＬＴの基準範囲は30以下で、31～50は要注意となっています。しかし50を少し超えていても、ほとんどの内科医は気にしないでしょう。ところが数年以内に「要注意」が「要精密検査」になるかもしれない雲行きになってきました。

　2023年6月、日本肝臓学会が「Ｓｔｏｐ　ＣＬＤ（Chronic liver disease：慢性肝臓病）」と題して「奈良宣言2023」を発表しました。「ＣＬＤ」は見慣れない言葉ですが、腎臓の「ＣＫＤ（Chronic Kidney Disease：慢性腎臓病）」にならったものかもしれません。

　そのなかで「健康診断のＡＬＴ値がもしも30を超えていたら、慢性肝臓病（ＣＬＤ）が隠れているかもしれないので、かかりつけ医を受診しましょう」と一般市民に呼びかけているのです。

　実はこの宣言の背景には、日本肝臓学会が抱えている構造的な問題があると言われています。それは肝臓病患者の慢性的な減少です。

　患者数が多かったＢ型・Ｃ型肝炎は、予防が徹底されたため、患者数が急減したと言われています。さらに治療法が改善されたおかげで、肝硬変や肝臓がんに移行する患者も減りました。

　最近は、国民全体のアルコール消費量が減ったこともあって、アルコール性脂肪肝やアルコール性肝炎の患者も減り続けています。しかも若者たちは酒を飲まなくなってきていますから、将来的にはもっと患者が減ることが見込まれます。

　そんななかアメリカから、脂肪肝と脂肪肝炎の新しい概念が提案され、日本にも入ってきました。代謝異常関連脂肪肝、非アルコール性脂肪肝、および非アルコール性脂肪肝炎の３つです。それぞれ英語の頭文字をとって、ＭＡＦＬＤ（マッフルディ）、ＮＡＦＬＤ（ナッフルディ）、ＮＡＳＨ（ナッシュ）と呼ばれています。これらをまとめて慢性肝臓病（ＣＬＤ）と呼んでいるのです。

　ＭＡＦＬＤは肥満、脂質異常症、２型糖尿病などの代謝異常を伴った脂肪肝で、以前はアルコール性脂肪肝と呼ばれていたものと、かなり重なります。それに対してＮＡＦＬＤは、お酒を（ほとんど）飲まないひとの脂肪肝です。以前は非アルコール性脂肪肝と呼ばれていたものと、ほとんど同じです。またＮＡＳＨはＮＡＦＬＤが進行して肝炎になった状態で、以前は非アルコール性脂肪肝炎と呼んでいました。呼び方が変わったお陰で、なんだかちょっとオシャレ（？）なイメージになりました。

　いま日本ではＮＡＦＬＤとＮＡＳＨが急増しているとのこと。しかもこれらを放っておくと、少しずつ悪化して、やがて肝硬変や肝臓がんになるリスクが増大すると言われ

ています。

　つまりウイルスにも飲酒にも関係しない肝臓病が増えている（今後増える）というのです。その増加を食い止め、国民の健康を守るために、ＡＬＴが30を超えたひとは「かかりつけ医に診てもらいましょう」というのが、日本肝臓学会の奈良宣言の趣旨です。

　ちなみに男性でＡＬＴが31以上のひとは、40代から50代で30パーセント以上、60歳以上でも20パーセントを超えています。ですから31以上で受診が必要となると、患者数は一気に増えることが期待できるわけです。

　もちろん、それは意地悪な見方です。あくまでも我々の健康のためです。お医者さんたちは、我々の健康のために、日夜心を砕いているのです。そんな日本肝臓学会の趣旨に賛同するひとは、もし健診でＡＬＴが31以上だったら、ぜひとも内科や、とくに肝臓専門医を受診してみてください。

第7章

腎機能

25. 尿糖（GLU）

　健診の定番に「検尿」があります。朝、自宅で紙コップに尿を入れ、プラスチックの醤油入れのような容器に吸い取り、受付で提出するという、例のやつですが、検査項目は「尿糖（GLU）」「尿潜血」「尿蛋白」の3項目です。このうち尿糖と尿蛋白は、職場健診の必須項目となっています。この項では、尿糖を見ていきましょう。

　検査方法は「試験紙法」と呼ばれるもので、リトマス試験紙のような紙片の先端を、提出された尿に浸けるというものです。すると尿中の糖濃度に応じて、試験紙の色があっという間に変化します。これを色見本と見比べて、－、＋－、＋（1＋）、＋＋（2＋）、＋＋＋（3＋）の5段階で判定するのです。－は「陰性」、＋－「要注意」、1＋は「少し多め」、2＋と3＋は「多い」です。言うまでもなく3＋がいちばん"ヤバい"ということになります。

　普通は検査技師などが目で見て判定しますが、正確さを欠くという理由から、専用の機械で読み取らせているところもあります。とはいえ試験紙のメーカーによって感度が違うなど、**あまり精度の高い検査とは言えません**。

　しかも「多い」「少ない」といっても、定量性はなく、あくまでも定性的な、その意味で参考程度の検査と見なされています。実際、病院で行う尿糖検査は「定量検査」と言って、厳密な数値が出るようになっています。

　尿糖は、腎臓で回収し切れなかった血糖のことです。健康な人は、血糖の大半が腎臓で再吸収されるため、尿に糖はほとんど出てきません。実は陰性のひとでも、多少は尿糖が出ているのですが、検査紙の感度では検出できません。

　しかし糖尿病で血糖値が高いと、糖を回収しきれず、検出可能な量の尿糖となって排泄されてきます。一般に空腹時血糖値が160〜180mg/dL超えると、尿糖が検出できると言われています。空腹時血糖値が125以上で糖尿病と診断されますから、160以上となると、かなり進んだ状態と言えます。空腹時も含めて、ずっと血糖値が高いひとほど、尿糖が出やすくなり、＋の数が増えていきます。

　ただし空腹時血糖値が125以下であっても、食後の血糖値が160以上に上がってしまうひとがいます。時間の経過とともに、血糖値は下がってくるのですが、160以上に留まっている時間帯に作られた尿には、尿糖が混ざっている可能性があるのです。

　健診では、朝一番の尿を採取するのが普通です。ただ前日は夜9時までに食事を済ませることになっていますし、寝る前には大抵のひとがトイレに入るでしょう。そのため食後に尿糖が出やすいひとでも、朝採った尿には、尿糖がほとんど入っていないか、せいぜい＋−止まりになると言われています。

　尿糖が1＋以上のひとは、食後の血糖値が上がりやすく下がりにくいか、すでに糖尿病に罹っていてずっと血糖値が高い状態にある可能性があります。**空腹時血糖値やＨｂ**

Ａ１ｃにも異常が出ていれば、糖尿病が進んでいる可能性
もあります。いずれにしても、健診結果には「要精密検査」「再検査」などと書かれるはずです。

　表18は令和３年度（2021年度）の東京都の特定健診の結果です。

　50歳以上の男性で、３＋が約４パーセントから５パーセント近くいるのが気になります。尿糖が３＋のひとは、１日の平均血糖値が300を超えている可能性があると言われています。治療を始めないと、重い合併症を患うことになるかもしれません。すぐに糖尿病内科や内分泌内科を受診するべきです。

**表26　尿糖：令和３年度（2021年度）の東京都における
　　　特定健診の結果**

（第８回ＮＤＢオープンデータ［厚生労働省］より作成）

男性	40～44歳	45～49歳	50～54歳	55～59歳	60～64歳	65～69歳	70～74歳
－	97.4%	95.9%	94.1%	92.7%	91.6%	91.0%	90.7%
±	0.4%	0.6%	0.7%	0.9%	1.1%	1.4%	1.7%
＋	0.4%	0.6%	0.7%	0.9%	1.1%	1.6%	1.9%
＋＋	0.3%	0.5%	0.7%	1.0%	1.3%	1.5%	1.7%
＋＋＋	1.5%	2.5%	3.7%	4.5%	4.9%	4.6%	3.9%

女性	40～44歳	45～49歳	50～54歳	55～59歳	60～64歳	65～69歳	70～74歳
－	99.2%	98.9%	98.5%	98.1%	97.7%	97.3%	96.9%
±	0.2%	0.2%	0.2%	0.2%	0.2%	0.4%	0.5%
＋	0.1%	0.1%	0.2%	0.2%	0.2%	0.4%	0.5%
＋＋	0.1%	0.1%	0.2%	0.2%	0.3%	0.5%	0.6%
＋＋＋	0.4%	0.6%	0.9%	1.2%	1.5%	1.5%	1.4%

26. 尿潜血（ＢＬＤ）

　検尿の項目に「尿潜血（ＢＬＤ）」が入っている職場もあります。尿に、肉眼では確認できない微量の血液が混じっている状態です。

　目で見て赤くなっていれば、「血尿」と呼ばれます。溶けている血液量の違いだけですが、真っ赤なオシッコが出れば、大抵の人は驚いてすぐに病院に駆け込むはず。だから健診ではじめて血尿が見つかることは、あまり多くありません。

　健診では検査紙を用いた定性検査が行われます。尿糖の試験紙と見た目は同じような試験紙の先端を、尿に浸して色の変化を色見本と見比べて判定するわけです。「－」は陰性ですが、「＋－」と「＋」は要注意で、「２＋」以上が陽性という判定になります。

　陽性率は、20代で男性約２パーセント、女性約４パーセントですが、年齢とともに上がっていき、中高年では男性約10パーセント、女性約20パーセントとされています。
　この陽性率はスクリーニング検査としてはかなり高めで、逆に言えば陽性でも病気とは限らない、とも言えます。また軽い尿道炎や膀胱炎で陽性になることもあります。女性が男性より陽性率が高いのは、痔や生理の影響があるからとされています。また男女とも、**激しいスポーツの後では陽性になることがあります。**

定性検査はあまり当てにならないことから、病院の検査では、尿を顕微鏡で観て、赤血球が浮かんでいるか、またその数はどのくらいかを調べますし、尿中のヘモグロビン量なども測ります。

健診の尿潜血検査で陽性となっても、思い当たる原因があれば、あまり気にする必要はないかもしれません。しかし**３＋だったら、さすがに病院に行くべき**です。

また次に述べる尿蛋白も陽性だったら、糸球体腎炎など面倒な病気の可能性も出てきます。慢性化すると、年単位でゆっくり腎臓が壊れていき、放っておけば最後は人工透析になってしまうかもしれません。

尿路結石で陽性になることもあります。結石が尿管から排出される際に、尿管の内壁と擦れて血が滲み出ることがあるからです。尿路結石は、あらゆる病気のなかで最大級の痛みを伴うとされていますが、ごく小さいものなら、あまり痛くなく、すんなり出ていってくれます。ただし尿管内に小さな傷を作ることもあり得ます。

腎臓がんや膀胱がんの可能性も少し考えられます。これらのがんでも、尿潜血検査の結果が陽性になることがあります。いずれも60歳以上の男性で急増するがんですが、１年間の新規患者は、両がん合わせて、60代前半の男性で1000人に１人以下、60代後半でも500人に１人以下です。検査結果が陽性だったとしても、がんの可能性は低いですが、心配なら精密検査を受けたほうがいいでしょう。

27. 尿蛋白（ＰＲＯ）

　検尿では、尿糖だけでなく尿蛋白（ＰＲＯ）の有無も、判定することになっています。尿に溶けているタンパク質の量を、定性的に判定するというもので、腎臓病のスクリーニング検査になっています。

　尿糖や尿潜血と同様、試験紙法が用いられています。尿蛋白専用の試験紙の先端を尿に浸けて、色の変化を見て判定します。検査結果は－（陰性）、＋－（擬陽性）、１＋（陽性）、２＋、３＋までの５段階ですが、検査紙メーカーによっては４＋までの６段階になっていることもあります。

　尿蛋白は、血液中に溶けているタンパク質が、腎臓で十分に回収されず、尿に出てきたものです。病気としては慢性腎臓病、子宮体腎炎、糖尿病性腎症、高血圧性腎症などの可能性があります。また尿路感染症でも、尿蛋白が出ることがあります。

　ただし健康な人でも、尿中に少量のタンパク質が溶けだしています。疲労や水分摂取量が少なかったことなどが原因で、たまたま尿が濃縮されていると、判定が＋－や１＋になることがあります。激しい運動後も、陽性になりやすいと言われています。また感染症などで高熱が出た後や、女性では生理前後に陽性になることもあります。

　表27に、令和2年度（2020年度）の東京都の特定健診の結果を載せました。

　男性では40代〜60代で、7〜9パーセントのひとが＋−の擬陽性、70歳以上では11パーセントが擬陽性でした。また50代までは1＋が2パーセント台に留まっていますが、60代以降は増加しています。しかし3＋はさすがに少なく、70代になっても1パーセント未満です。

　女性では60代までは−が90パーセントを占めています。擬陽性は4パーセント台から6パーセント台です。また3＋は0.1〜0.2パーセントで推移しています。

　健診で＋−や1＋が出ても、あまり心配は要らないかもしれません。しかし**尿糖や尿潜血も陽性**だったり、**クレアチニン値が高かったり**すると、**腎臓病の可能性**があります。一度、腎臓内科などで診てもらっておくと安心です。

表27　尿蛋白：令和2年度（2020年度）の東京都における特定健診の結果

（第8回ＮＤＢオープンデータ［厚生労働省］より作成）

男性	40〜44歳	45〜49歳	50〜54歳	55〜59歳	60〜64歳	65〜69歳	70〜74歳
−	87.7%	88.0%	88.3%	88.5%	87.5%	84.1%	80.1%
±	9.4%	8.8%	8.1%	7.6%	7.7%	9.2%	11.0%
＋	2.3%	2.5%	2.6%	2.8%	3.2%	4.5%	5.9%
＋＋	0.5%	0.6%	0.8%	0.9%	1.1%	1.7%	2.2%
＋＋＋	0.1%	0.2%	0.2%	0.3%	0.4%	0.5%	0.7%

女性	40〜44歳	45〜49歳	50〜54歳	55〜59歳	60〜64歳	65〜69歳	70〜74歳
−	91.1%	91.7%	93.3%	94.1%	93.2%	90.0%	87.1%
±	6.9%	6.3%	5.0%	4.4%	4.9%	6.9%	8.6%
＋	1.6%	1.6%	1.3%	1.2%	1.5%	2.4%	3.2%
＋＋	0.3%	0.3%	0.3%	0.3%	0.3%	0.5%	0.8%
＋＋＋	0.1%	0.1%	0.1%	0.1%	0.1%	0.1%	0.2%

28. クレアチニン（ＣＲＥ）

　健診で義務付けられている腎臓関係の項目は、検尿による尿糖と尿蛋白の２項目だけです。しかし多くの職場が「クレアチニン（ＣＲＥ）」を加えています。慢性糸球体腎炎など慢性腎臓病（ＣＫＤ：Chronic Kidney Disease）のスクリーニングになる項目です。

　ＣＫＤなんて聞いたことがない、というひともいるでしょう。糖尿病性腎症、高血圧性腎症、慢性糸球体腎炎、多発性のう胞腎などの病気の総称です。それぞれ原因は異なりますが、腎臓の機能がゆっくりと損なわれて、最悪の場合は腎不全から人工透析が必要になるところが共通しています。そのためまとめて慢性腎臓病（ＣＫＤ）と呼んでいるのです。

　クレアチニンは、クレアチンの最終代謝産物です。この２つ、「チ」の字の後に「ニ」の字が付くかどうかの違いですから、よほど意識しないと同じに見えてしまいます。
　クレアチンのほうは、筋肉のエネルギー源の一種で、アミノ酸から合成され、骨格筋に蓄えられています。そして運動で消費されると、老廃物であるクレアチニンになって血液中に溶け込み、腎臓で濾されて尿と一緒に排泄されるのです。

　健診で計測されるのは、血中のクレアチニン濃度です。これはクレアチニンの供給量と排泄量で変化します。供給

は筋肉量によって決まり、排泄は腎機能で決まります。筋肉量は加齢によって下がってきますから、クレアチニン濃度も下がってきます。しかしそれ以上に腎機能が弱ってくると、差し引きで血中クレアチニン濃度が上がってくるのです。ですから年齢とクレアチニンの値で、いまの腎機能の状態が、おおよそ推定できるというわけです。

　男性のほうが、女性より筋肉量が多いため、血中クレアチニンが高めに出やすくなっています。そのため正常値は次のように、男女別になっています。

男性：0.61〜1.04mg/dL
女性：0.47〜0.79mg/dL

　ただしクレアチニンの供給量は、筋肉量だけでなく、運動量によっても違ってきます。とくに筋トレなど無酸素運動で、大量に作られることが知られています。つまり筋トレ好きなひとほど、クレアチニンが作られやすいわけです。
　一方、腎機能のほうは、筋トレに励んでも変わりません。そのため筋トレ好きなひとは、クレアチニンが正常値よりも高く出る傾向があります。

　実際、日常的に筋トレに励んでいるひとは、クレアチニンに「＊」が付くことがよくあります。もちろん病気ではありませんが、健診で引っかからないためには、**採血前の数日間は筋トレを控えたほうがいい**と言われています。

29．ｅＧＦＲ（推算糸球体濾過量）

　血液中の老廃物を、腎臓がどれだけ濾しとって尿に排泄できるかを表す指標で、クレアチニン値と性別・年齢をもとに、定められた計算式で算出します。慢性腎臓病（ＣＫＤ）のスクリーニングに用います。

　ＣＫＤとは、2002年にアメリカ腎臓財団が提唱した新しい概念で、慢性的に進行するすべての腎臓病の総称です。糖尿病性腎症や高血圧性腎症、慢性糸球体腎炎などが含まれます。

　いずれも初期には、ほとんど自覚症状がありません。だんだん進行してくると、夜間にオシッコで何度も起きる、足にむくみが出る、貧血、倦怠感、息切れなどの症状が出てきます。しかしそれらは別の病気や、単に年をとっただけでも出てくる症状と同じなので、「年のせい」と思って病院に行かず、悪化させてしまうひとが少なくありません。

　しかし**放っておくと、次第に腎臓が弱って、最後は人工透析に行きついてしまう**こともあります。とくに日本は人工透析の患者が増え続けており、2021年末には約35万人に達しました。
　（社）日本生活習慣病予防協会によれば、ＣＫＤの患者数は、潜在患者（病院を受診していない患者）を含めて約1330万人だそうです。一方、人工透析の新規患者数は、

毎年３万〜４万人。ですからＣＫＤだからといっても、人工透析が必要になるひとは必ずしも多くはありません。

ただし透析には１人当たり年間約500万円の医療費が必要です。その大半が健康保険などから支払われているため、保険財政にとって大きな重荷です。

患者にとってはもっと重荷です。毎週３回、１回当たり４時間ほど、人工透析器につながれて過ごすことになります。当然、食事制限や飲み物制限もあります。あまりに不便で苦痛なので、発展途上国などの若者から採った腎臓が、国際的に売買されているのはご存知のとおり。犯罪に手を染めてまで逃れたいのが、腎臓透析というわけです。

早期に発見し、治療を開始すれば、透析を免れることができるでしょう。**健診結果が戻ってきたら、ｅＧＦＲにも注目するべきです。**

日本人間ドック学会の基準値は、次のようになっています。

表28　ｅＧＦＲの基準値（単位：mL/min）

異常なし	60.0以上
要注意	45.0以上59.9未満
異常	44.9以下

職場によっては、ｅＧＦＲ値が結果に記載されていないかもしれません。しかしクレアチニン値が分かっていれ

ば、インターネットのサイトで簡単に計算できます。代表
的なサイトを2つ載せておきますので、興味のあるひとは
覗いてみてください。

腎臓の働きをしらべる　ｅＧＦＲの測定
https://www.kyowakirin.co.jp/ckd/check/check.html

腎臓セルフチェック計算式
https://www.adpkd.jp/selfcheck/calc_gfr.html

コラム６．検尿とビタミンＣ

　健診の前日は夜9時までに夕食を済ませ、当日は水やお茶以外は口にしないのが基本です。しかしペットボトルのお茶は飲まないほうがいいかもしれません。というのも、ビタミンＣ（アスコルビン酸）が添加されているものが多いからです。

　テレビの健康番組などでは、ビタミンＣをサプリメントなどで多めに摂ることを推奨しています。ビタミンＣが1000mg入っているサプリや飲料が普通に売られています。それどころか1日に3000mg、5000mg摂りなさいというメーカーもあるくらいです。

　ところが厚生労働省の推奨量は1日100mgに過ぎません。ひとの体はビタミンＣを蓄積できないため、摂り過ぎた分は、すぐにオシッコとして出ていくだけです。

　そのビタミンＣが、検尿の結果を狂わせることがあるのです。とくに尿糖と尿潜血が影響を受けやすくなっています。ビタミンＣの強い抗酸化作用が、尿中の糖分や赤血球成分を分解してしまうからです。そのため本来は尿糖や尿潜血が陽性のひとが、陰性と判定されることがありますし、陽性でも２＋が１＋に、３＋が２＋に、というように、１段階軽い判定が出ることもあります。

　検査紙は、ビタミンＣの影響を受けにくいように作られ

ています。尿中のビタミンＣ濃度が50mg/dL以下なら、ほとんど影響を受けません。しかしそれを超えると、徐々に影響が大きくなっていきます。

　一方、尿中のビタミンＣ濃度は、摂取後２〜３時間で最大になり、その後はゆっくりと減っていきます。しかしビタミンＣが1000mgのサプリメントを摂取すると、10時間以上にわたって、尿中濃度が50mg/dLを超え続けることが確認されています。つまり前日の夕食後に大量のビタミンＣを接種すると、翌朝の採尿時点では、尿中濃度が50mg/dLを超えている可能性が高いということです。

　また最近は、持続型といって、腸内でゆっくり溶けるビタミンＣ錠が売られています。これだと採尿の10時間以上前に飲んだとしても、まだ尿中にかなりの量が入っているはずです。

　いずれにせよビタミンＣが大好きなひとは、尿糖や尿蛋白が本当よりも低く判定されている可能性が高いのです。せめて健診の前日や当日は、ビタミンＣを控えるように注意しなければいけません。

　しかしなかには、検尿の結果を良く見せるために、わざとビタミンＣを大量に摂取しようと考えるひとがいるかもしれません。でもそんな裏技を使うのは、やめたほうがいいでしょう。病気の発見が遅れて、重症化してしまうかもしれないからです。

　せっかくの健診です。できるだけ正確に自分の健康状態を確認できたほうが、長い目で見れば、得であることは間違いありません。

第8章

痛風と関節リウマチ

30. 尿酸値（ＵＡ）

　痛風と関節リウマチは、まったく違う病気ですが、医療の世界では一緒に扱われています。日本リウマチ学会のホームページを見ると、痛風は「リウマチ性疾患および類縁疾患」のなかに入っていますし、東京女子医科大学には「膠原病リウマチ痛風センター」があって、全国から悩める痛風患者を集めています。

　まずは痛風を見ていきましょう。健診の痛風項目と言ったら、尿酸値（ＵＡ）をおいて他にありません。中高年サラリーマンにとって、もっとも気になる数値のひとつでもあります。高いと痛風発作のリスクが上がるからです。

　尿酸はＤＮＡのプリン塩基（ＤＮＡの主成分のひとつでプリン体とも呼ばれる）の代謝産物で、血中に溶け込み、腎臓から尿と一緒に排泄されます。しかし供給量が排泄量を上回ると、次第に血中濃度が上がってきます。

　尿酸の主な供給源は、プリン体を多く含む食品です。ご存知のとおり、その多くが魚介類や肉など「美味しいもの」で占められています。しかもビールなどにもたっぷり含まれているため、焼き鳥とビールなどは、かなり危険な組み合わせと言えます。

　尿酸の排泄量は、血液のｐＨ（酸性・アルカリ性の度合い）によって大きく左右されます。正常な血液はｐＨ7.4

前後と、ごく弱いアルカリ性に保たれていますが、ほんの少しｐＨが下がる（酸性側に振れる）だけで、尿酸が血液に溶けにくくなるため、腎臓からの排泄量が減ってしまいます。血液のｐＨは、主に食事の内容によって変化します。血液を弱アルカリ性に保つためには、野菜、果物、海藻、キノコなどが良いと言われています。

　また仕事のストレスや、過度の運動やダイエットで、血液のｐＨバランスが崩れることもあります。とくに筋トレは要注意です。尿酸は新陳代謝やエネルギー代謝が活発になると、筋肉で大量に作られるからです。

　ほかにも**サウナやスポーツで大量の汗をかくと、水分が減った分だけ血液が濃縮されて、一時的に尿酸値が上がります。**

　尿酸値が高い状態が続くと「高尿酸血症」と呼ばれ、痛風発作のリスクが上がってきます。腎臓で排泄しきれない余分な尿酸は、血液中のカルシウムと結合して尿酸カルシウムとなり、結晶を作り始めます。結晶は比重の関係から、下半身に沈んでいき、足の先端（とくに親指の付け根）や踵、膝などの関節に沈着するのです。

　それがある程度溜まってくると、白血球が外敵と見なして攻撃を開始するため、激しい炎症が生じて激痛を引き起こす（痛風発作）というわけです。

　患者の95パーセントは男性です。以前は中高年が罹る病気でしたが、最近は**20代、30代でも発症するひと**が増

えてきています。また女性の患者も徐々に増えていると言いますから、女性だから安心というわけにはいきません。

　尿酸カルシウムが腎臓に沈着すると、腎機能の低下が起こります。尿路に沈着すれば、尿路結石となって七転八倒の痛みに襲われることがあります。なにしろ尿路結石は、あらゆる病気のなかで最強の痛みとも言われています。尿路結石は、痛風患者の数パーセントから10パーセント以上で合併するそうです。**痛風発作と尿路結石に同時に襲われたら、我慢の限界を超える痛み**かもしれません。

　日本人間ドック学会の基準値は、男女共通で、以下のようになっています。単位はmg（ミリグラム)/dL（デシリットル）です。

表29　尿酸の基準値（単位：mg/dL）

要注意	2.0以下
基準範囲	2.1〜7.0
要注意	7.1〜8.9
異常	9.0以上

　ただし痛風発作が起きるかどうかは、尿酸値だけでなく、個人の体質などにもよります。7を超えた程度で発作が起きるひともいれば、10でも大丈夫というひともいます。病院では尿酸値が7.1〜8.9のひとに対しては、まだ痛風発作を経験していなければ生活指導で経過観察、すでに痛風や尿路結石を経験していたり、腎機能の低下の兆しが見える患者に対しては、尿酸値を下げる薬を処方するの

が一般的です。

　一方、尿酸値が2.0以下になると「低尿酸血症」と呼ばれます。遺伝的に、腎臓からの尿酸の排泄が活発なひとで、男性の0.2パーセント、女性では0.4パーセントが該当します。とくに自覚症状はなく、普通に暮らしていれば不都合はありませんが、他のひとと比べてなぜか尿路結石になりやすいと言われています。

31. リウマチ因子（ＲＦ）

　リウマチ因子（ＲＦ：リウマトイド因子とも言う）は、一般の健診に含まれていませんが、希望すれば追加できるはずです。また人間ドックでは、定番のひとつになっています。関節リウマチなどのスクリーニングの指標になります。

　関節リウマチは、膠原病と呼ばれる自己免疫疾患の一種で、自分の免疫が、自分自身の関節や骨を攻撃する病気です。初期のうちは、熱っぽかったり、だるかったりの症状が数週間続き、次第に朝起きると、両手の指がこわばってきます。そして次第に、手指や足指、手首や足首、肘や膝の関節が強い炎症を起こして痛むようになり、やがて軟骨や骨の破壊が進んで、関節の変形が起こってくるという病気です。しかし関節リウマチがなぜ起きるのかは、まだはっきり分かっていません。

　ＲＦは免疫タンパク質の一種です。ところがここが面倒なところですが、ＲＦがリウマチの原因というわけではないのです。ＲＦが高いからリウマチになるのではなく、リウマチになるとＲＦが上がってくる、という関係にあります。

　基準値は病院等によって多少異なりますが、だいたい15mg/dL以下で、それ以上が「陽性」という判定になります。

　ただしリウマチに罹っていてもＲＦが陽性にならないひとが、20〜30パーセントいます。またリウマチ以外の膠原病でも、ＲＦが陽性になることがあります。

　逆にリウマチでないのにＲＦが陽性になるひとが10パーセント前後います。健康なのにＲＦが100を超えるひとも、時々いるようです。

　ですからＲＦが高いからといって、すぐにリウマチと結論づけるわけにはいきません。手足の指の関節に何かしら自覚症状があれば、リウマチの可能性が高まりますが、自己診断せずに、まずは専門医を受診するべきです。リウマチ科、膠原病科、整形外科などが適しています。

　重症化すると、箸を持つのも難しくなりますし、足の指が炎症を起こすと、歩きにくくなったりします。関節の変形がひどくなると、手術が必要になることもあります。炎症を起こしている軟骨や骨を削り取ったり、膝などに人工関節を入れたりするといった、かなり大がかりな手術になります。

　日本リウマチ学会によれば、全国の推定患者数は82万5000人ほど。毎年約1万5000人が新たな患者になっているそうです。男性よりも女性のほうが3倍以上もなりやすく、年齢的には40代〜60代が多いのが特徴です。しかし最近は高齢で発症するひとも増えています。高齢で発症す

ると、そのまま寝たきりになることもあります。

　いまのところ完治は難しいですが、いい薬が開発されているので、早めに治療を始めれば「寛解」（炎症が治まり、痛みがほとんどなくなる状態）を目指すことができるようになりました。その意味でも早期発見が大切です。**40歳を超えた女性は、ＲＦを職場健診などに追加するといい**でしょう。

コラム7．尿酸値が高いのはデメリットだけではない？

　尿酸値が上がると、痛風や尿路結石のリスクが上がりますし、放置しておけば慢性腎不全に進むこともあります。それだけでなく動脈硬化、不整脈、糖尿病などのリスクも上がることが知られています。

　ですから尿酸値を適度にコントロールすることが大切なのですが、高いからといって、必ずしも悪いことばかりとは限りません。

　実は尿酸値が高いと、アルツハイマー病を含む認知症のリスクが低くなることが知られているのです。日本を含めた各国の疫学調査などから、尿酸値が6.0〜8.0のひとは、それよりも低い人と比べて、認知症が30パーセント前後も少ないことが、明らかになりつつあります。尿酸には、ポリフェノールを凌ぐ抗酸化作用があり、それが老化から脳細胞を守っているのではないか、と考えられています。

　それだけでなく尿酸値の高い人は、パーキンソン病や多発性硬化症などの神経難病に、約10〜20パーセントほど罹りにくいことも分かってきました。理由は同じで、尿酸が少ないと、神経細胞を酸化から守る力が弱いからではないか、と考えられています。

　パーキンソン病は、動作が遅くなる、手足が震える、筋肉が硬くこわばる、姿勢のバランスが取りにくくなる、な

どの症状がある神経難病で、日本では60歳以上の100人に１人が発病するとされています。男性よりも女性にやや多い病気です。

また多発性硬化症も神経難病のひとつです。脳や神経が慢性的な炎症で傷つくことによって、徐々に運動の障害が生じ、視力が低下して、認知能力も落ちてきます。日本では約１万9000人の患者がいると言われています。

まだ医療界の十分なコンセンサスが得られていませんが、もし本当なら、尿酸値が高いのは、脳神経の病気の予防という点で有利であると言えそうです。健診で尿酸値がひっかかった人は、自分は認知症やパーキンソン病になりにくい体質だと思っておけば、少し気が楽になるでしょう。

ただし尿酸値が高過ぎると、心臓病や脳卒中のリスクが上がり、結果として認知症のリスクも上がります。だから高過ぎるのも良くないのです。痛風発作や尿路結石を起こさない程度に、ほどほどに高いのが理想的、と言えそうです。

それとは別に、かなり以前から、尿酸値が高い人は、がんになりにくいと言われていました。がんも細胞や遺伝子の錆（酸化）が原因のひとつだからです。また尿酸のがん予防効果を示唆する研究結果も報告されています。しかし最近は、尿酸値と発がんは無関係とする研究結果もありますし、むしろがんに罹りやすいという結果も出ています。

　こうした研究は、世界中の医学者のコンセンサスが得ら
れるまでに、相当の時間を要するので、いまは何とも言え
ません。しかし仮に、認知症だけでなく、がんにもなりに
くいことが広く認められれば、高尿酸血症のひとにとって
は大きな朗報となること、間違いありません。

第9章

視力と聴力

32. 視力検査

　視力検査は健診の必須項目になっています。

　健診でやるのは「裸眼または矯正」「遠方」「片眼」「静止」視力の検査です。メガネやコンタクトレンズをつけているひとは、普通は「矯正」視力のみ測ります。「遠方」視力とは、視力表を5mの距離から見たときの視力です。

　視力表とは、例の「C」の字（ランドルト環）が並んだ表のことです。「E」の字が並んだ表（Eチャート）が使われることもあります。オタマのような道具（遮眼子）で片眼を隠すので、「片眼」検査とも呼ばれています。またランドルト環は動いたりしませんから、当然「静止」視力を測っていることになります。

　視力と言っても、実際に測っているのは、判別できる視角の大きさです。視角とはランドルト環のすきまと眼の中心がつくる角度のことで、1分単位で表されます。1分とは、1度の60分の1の角度です。

　視力は、視角を使って次の式で求められます。

　　　視力＝1÷視角

　したがって1分の角度（に相当するランドルト環のすきま）を判別できれば、視力は1.0ということになりますし、10分の角度しか判別できなければ、視力は0.1となるわけです。

　アフリカのサバンナに暮らすマサイ族などの視力は、4〜5が当たり前と言います。しかし世界で最も視力が良いのはタンザニアのハッザ族と言われており、最高記録は11.0だったそうです。ただしテレビの特番企画かなにかで測ったものなので、どこまで信用できるか分かりません。

　日本人では、視力が2.0もあれば、かなりすごいほうです。実際、日本で使われているランドルト環も2.0までしかありません。そんな**日本人の視力の基準値は、左右とも0.7以上（もちろん矯正視力も可）**となっています。そのくらい見えていれば、日常生活にあまり不便を感じないはずです。

　ただし小中学校では、1992年から「ＡＢＣＤ判定」と呼ばれる、4段階の判定が使われています。片眼検査を行い、左右の視力に差がない場合は、次のように分類されます。

　　Ａ：視力1.0以上
　　Ｂ：視力0.7以上1.0未満
　　Ｃ：視力0.3以上0.7未満
　　Ｄ：視力0.3未満

　Ａは「健常視力」で、Ｂは「教室のいちばん後ろからでも黒板の字が見える視力」とされています。先生によって黒板に書く文字の大きさが違うので、見えにくい文字の先生もいるはずですが、そんな細かいことまでは決まってい

ません。CやDになると、メガネなどが必要になります。また左右差がある場合は、やはり視力矯正が必要になるかもしれないので、眼科を受診したほうがいいでしょう。

「両眼視力」つまり両眼で見たときの視力も大切です。普通は片眼視力よりも良くなります。左右とも0.7くらいでも、両眼で見れば1.0というひとは、よくいます。

　自動車免許（普通一種）の視力は「両眼視力で0.7以上」となっています。もちろん矯正視力で構いません。しかし高齢ドライバー（70歳以上）の視力検査では「動体視力」も測定しています。

　動体視力といっても何種類かありますが、高齢ドライバーに課せられているのは、前後方向の動きを識別する動体視力検査です。測定装置を覗き込むと、遠方からランドルト環が近づいてくるので、切れ目が開いている向きが分かったところでボタンを押します。できるだけ遠くのところで正解できればいいわけです。

　最近の眼科では「オートレフラクトメーター」という装置が普及してきました。覗き込むだけで近視、乱視、遠視を数十秒で判定できるという優れモノです。以前は精度が悪く、参考程度と言われていましたが、最近はかなり改善されてきています。ランドルト環より手間がかからず、同等の精度が出て、しかも遠視まで分かるので、今後は健診や人間ドックでも取り入れられていくことでしょう。

33.　眼底検査

　視力検査だけでは、眼の重大な病気を見つけるのは困難です。そこで登場するのが「眼底検査」です。眼の奥の「網膜」と呼ばれる部分を撮影して、眼の病気をスクリーニングするための検査です。

　ただし職場健診の必須項目に入っていません。市町村の特定健診では、40歳以上を対象に、血圧や血糖値などの数値をもとに、医師が必要と判断したひとに限り、実施しています。しかし職場健診でも、希望すれば追加できるはずです。また人間ドックでは定番検査になっています。

　病院の眼底検査は「散瞳薬」と呼ばれる、瞳孔を大きく開く目薬を使って行います。瞳孔が開くと網膜がよく見えるようになって、診断精度が上がるからです。そのかわり効果が数時間も持続するので、その間は眼がまぶしく感じたり、ピントが合わなくてパソコンやスマホが見づらくなったりします。だから検査の後は仕事にならないかもしれませんし、クルマの運転はしないように言われるかもしれません。

　しかし職場健診や人間ドックでは、散瞳薬を使わない「無散瞳検査」が一般的です。暗室で「無散瞳カメラ」という装置を使って撮影を行います。検査装置に顎を載せ、頭を動かさないようにし、眼の前にあるレンズをじっと見つめます。このレンズを通して、眼の奥を撮影するわけで

す。その際、一瞬強い光が照射されて目がくらみますが、それだけで済むので、すぐに仕事に戻れます。

また最近は、ＯＣＴ（Optical Coherence Tomography：光干渉断層計）という装置で、眼底検査を行う施設が増えてきました。これも散瞳薬は不要です。しかも短時間で、網膜のほとんどの病気を精度よく判定できると言われています。

眼の病気で怖いのは、失明に至るものです。厚生労働省の研究事業として行われた視覚障害の原因疾患に関する全国調査（2019年）によれば、失明等の視覚障害の原因は以下のようになっています。

　　１位　緑内障（40.7％）
　　２位　網膜色素変性症（13.0％）
　　３位　糖尿病網膜症（10.2％）

ほかにも加齢黄斑変性や高血圧性網膜症、動脈硬化性網膜症と呼ばれる病気があり、眼底出血によって失明することがあります。

このうち**網膜色素変性症は遺伝病の一種**で、難病に指定されています。発症年齢は比較的若く、30〜40代が多いとされています。**家族や親戚にこの患者がいたら、若いうちから5年に1回くらいは、眼底検査を受けておいたほうがいいかもしれません。**

　それ以外は60歳以上に多い病気ですが、早いひとでは40代からはじまると言われています。

　いずれも放っておくと失明するリスクが上がります。とはいえ、実はどのくらいの割合で失明するかは、よく分かっていません。たとえば**緑内障の可能性があるひとは、40歳以上では20人に1人**と言われています。しかし中途失明者は、もっとずっと少ないことは、言うまでもありません。これらの病気があっても、死ぬまで視力が維持されるひとも大勢いるわけです。

　だからといって、放っておいて構わないというものでもないでしょう。健診や人間ドックでこれらの病気の可能性が指摘されたひとは、一度ぐらいは眼科を受診するべきです。失明してしまったら、二度と視力を取り戻せないので。

34. 聴力検査

　聴力検査は、難聴のスクリーニング検査で、職場健診の必須項目に入っています。防音が施された個室に入ってヘッドフォンを装着し、音が聴こえたらボタンを押すという、例の簡単な検査です。

　普通の健診で聴こえてくる音は、低音域（1000ヘルツ）と高音域（4000ヘルツ）の2音のみです。つまり「プー、プー、プー」と「ピー、ピー、ピー」です。ひとの会話の音域（500〜1000ヘルツ）と、楽器の高音域（ピアノの最高音は4186ヘルツ）に合わせています。ただし強さは「プー」が30デシベル、「ピー」が40デシベル。ささやき声、ひそひそ声のレベルです。この「プー」と「ピー」が両方とも聴こえていれば、日常生活を普通に送れるというわけです。

　騒音作業の職場に就職、あるいは配置換えの際には、250、500、1000、2000、4000、8000ヘルツの6音による検査が義務付けられています。騒音作業には国のガイドラインが設けられていて、平均85デシベル以上の職場が対象となっています。地下鉄の車内が80〜85デシベルと言われていますから、それ以上の騒音に常にさらされるような職場ということになります。

　普通に生活していても聴力は年齢とともに低下し、とくに高音域が聴き取りにくくなっていきます。おおよその目

安（耳だから耳安か？）は、**20代で2万ヘルツ、40代で1万5000ヘルツ、50代で1万2000ヘルツ、60代では1万ヘルツ**といったところです。インターネット上には、聴力検査ができるアプリや動画がいくつも載っていますから、試してみるといいでしょう。

　ただし、それらを再生するハードウェアの性能を確認しておいてください。2万ヘルツとかの高音域を出せないスピーカーやヘッドフォンだったら、どんなに集中しても聴こえるわけがありません。

　難聴になるのは、仕事関係者と高齢者だけだと思っているとしたら、実は大きな間違いです。最近はコンサート会場やライブハウスでロック音楽などの爆音を聴き続けたため、難聴になる若者が増えているからです。正式には「音響外傷」というのですが「ロック難聴」や「ライブハウス難聴」などと呼ばれています。電車内で見かける、ヘッドフォンやイヤホンでスマホの音楽を大音量で聴いているひとも、難聴（ヘッドフォン難聴）になるリスクが高くなっています。

　音響外傷になると、耳鳴りが止まらなくなったり、聴覚過敏（音が大きく聴こえる）などの症状が出てきます。多くは一過性ですが、何度も繰り返していると、本物の難聴に進行することがあります。もし健診の聴力検査でひっかかったら、とくに心当たりがあるひとは、耳鼻科に行って診てもらったほうがいいでしょう。

第10章

がん検診

35. 健診と検診

　会社などで行われるのは「健診」ですが、「がん検診」と言われるように、がんに関しては「検診」が使われています。この違いはなんでしょうか。

　健診とは「健康診断」、厚生労働省的には「健康診査」を省略したものです。「診断」は医療の言葉ですが、健診は法律上は医療に含まれません。そのため厚生労働省はあえて「診査」という言葉を使っているのかもしれませんが、いずれにせよ各自が現在の健康状態を知って、病気の予防に役立てることを意図しています。

　予防医学では、病気の予防は次の4段階に分類されています。

0次予防：健康な生活が送れるように、社会全体として環境を整える。
1次予防：生活習慣の改善などにより、病気に罹りにくくする。
2次予防：特定の病気に対して、早期発見・早期治療を行う。
3次予防：病気になってしまったひとに対して、さらなる重症化や後遺症を防ぐ。

　この分類に従えば、健診とは1次予防を目指したものだということが言えます。健診結果をもとに、各自が生活習

慣を見直して、数値の改善を心がけることが求められているのです。

　ちなみに0次予防とは、禁煙エリアを拡大する、分煙を推進する、地域で健康イベントを開催するなど、地域全体での取り組みを通して、健康意識を高めることを目指した活動のことです。

　一方、検診は「特定の病気の早期発見」を主眼にしています。ですから2次予防に相当します。がん検診は、まさにがんの早期発見を目指したものです。大きくは国が主導し、市町村が住民サービスとして行う「対策型検診」と、病院などが独自に提供する「任意検診」に分かれます。

　市町村が行うがん検診は、対策型検診の代表です。かなり安く受けられますが、**肺がん、胃がん、大腸がん、乳がん、子宮がんの5つに限られており**、しかも検査方法に制限があります。もっと詳しく調べたい、あるいは別のがんも調べたいのであれば、病院が提供するCTやPETを使った、本格的な検診を受ける必要があります。ただしそれらは任意検診ですから、費用は原則として全額自己負担になります。

　法律で義務付けられている検診もあります。小中高の1年生は、必ず「心臓検診」を受けることが、学校保健法で定められています。全員が心電図検査を受け、問題が見つかった児童・生徒に対して、追加の検査や生活指導などが

行われます。若い世代の、心疾患による突然死などを防ぐことを目的としています。

　現役世代が受ける**「人間ドック」は、健診と検診の中間的な立ち位置**にあります。普通の健診よりも項目が多くなる分、健康状態だけでなく、より正確な病気のスクリーニングが可能になり、早期発見につながりやすくなります。

　ただし人間ドックを受けるには、それなりの費用がかかります。会社員や公務員は、それぞれの健保組合や共済組合などから補助が出るため、かなり安く人間ドックを受けることができます。またどの病気にフォーカスしたいかで、検査項目を選べるようになっています。

　より専門的な、臓器別の人間ドックも用意されています。「脳ドック」「心臓ドック」「腎臓ドック」などです。これらは「ドック」といっても任意検診ですから、料金はかなり高めです。しかし通常の医療に近い（ほとんど同等の）、かなり専門的な検査が受けられます。それらを受けて何も見つからなければ、当分は安心していられそうです。

36. 大腸がん検診

　大腸がんの新規患者数は、2019年の統計で15万5625人（男：8万7872人、女：6万7753人）で、すべてのがんのトップでした。ただ5年生存率は全体で71.4パーセントと、他のがんと比べて比較的高くなっています。

　対策型の大腸がん検診は「便潜血検査」と「大腸内視鏡検査」の2段階になっています。まず便潜血検査を行って、陽性者には大腸内視鏡検査が勧められるのです。

　対象者は40歳以上で、毎年受けることが推奨されています。ただし市町村が行うのは、便潜血検査のみです。料金は自治体によって多少の違いはありますが、数百円といったところ。また職場健診に含まれている場合は、市町村のほうを受ける必要はありません。

　便潜血検査は簡単で、しかも検査料が安いので、多くの会社が職場健診に加えています。2日間にわたってプラスチック棒で大便をつついて便を付け（採便）、プラスチック容器に入れて提出するという、例のあれです。

　がんや大きなポリープがあると、その表面から出血するため、大便に血が混じります。微量なので肉眼では分かりませんが、大便が付いた棒を化学処理すると、反応が出て分かるのです。

採便は提出日の前日と当日がいいのですが、便秘で出にくいというひともいます。そういうひとは、出たときに取って、提出日まで「冷蔵庫で保存せよ」ということが書かれています。そんな勇気が試されるのも、人腸がん検診ならではの醍醐味です。

便に血が混じっていれば「陽性」と判定されます。痔や、女性では生理の血が混じることがありますが、その場合も陽性になります。**化学処理だけでは潜血の原因までは鑑別できないため、とにかく血が混じっていれば、全員陽性**です。

陽性者には大腸内視鏡による精密検査が勧められます。その場合は指定された病院に行って受けることになりますが、健康保険が使えることになっていて、自己負担は4000〜5000円で済みます。便潜血検査の結果と保険証を忘れずに持っていきましょう。

では大腸がん検診の、実際の数字はどうなっているのでしょうか。

日本医師会の「知っておきたいがん検診」というホームページによれば、**大腸がん検診の受診者1万人当たり、要精密検査は592人で、実際に大腸がんが見つかるのは17人**ということです。この592人全員が、内視鏡検査を受けたのではないと思います。しかしそれでもかなりの人数が内視鏡を入れられた挙句、大腸がんは無かった（擬陽性）と

告げられたわけです。その瞬間はほっと一安心できたかもしれません。しかし冷静になってくると、逆にいままでの不安な日々と、内視鏡を突っ込まれた心の傷（？）をどうしてくれるのだ、という感情もわいてくるかもしれません。

一方、便潜血検査が陰性だったからといって、完全に安心というわけではありません。出血しない小さなポリープを持っているひとは、意外と多いからです。大半のポリープはがん化しませんが、悪いものが混じっていることもあり得ますし、1年後には立派ながんに成長しているかもしれません。そういう心配があるので、便潜血検査は毎年受けなさい、と言われているわけです。

でも今年は陰性だったとしても、来年は擬陽性で嫌な思いをするかもしれません。今年が擬陽性で、来年も擬陽性だったら、もっと最悪です。

それやこれやを考え始めると、大腸がん検診を受診するのが得か、受診しないのが得かは、実のところ何とも言えなくなってきます。どうか、それぞれの判断で決めてください。

37. 胃がん検診

　対策型の胃がん検診は、50歳以上を対象に、原則として2年に1度のタイミングで受けることが推奨されています。

　胃がん検診といえば、以前はバリウム検査が定番でした。いまはバリウムと内視鏡のどちらかを選べるようになっています。市町村が行う胃がん検診の個人負担は、バリウムが1500円、内視鏡が4000円です。ただし会社が行う場合は、費用は全額会社持ちのことが多いようです。受診率（40〜69歳）は「国立がん研究センター・がん情報サービス」によれば、2022年において、男性47.5パーセント、女性36.5パーセントだったそうです。

　日本医師会のホームページによると、受診者1万人当たり、要精密検査は652人、実際に胃がんが見つかったひとは12人ということです。大腸がん検診とだいたい同じような数字になっています。

　バリウム検査では、まずバリウムの入った白いドロッとした液体を飲み、続いて発泡剤を飲んでから、検査台に乗ります。胃が空気（二酸化炭素）でパンパンになった状態で、検査が始まります。受診者はゲップを我慢しながら、技師の指示に従って、体を傾けたりよじったりしなければなりません。また台自体が縦横斜めに傾いたりもします。かなりの苦行です。

　検査中はずっとX線で撮影が行われているため、放射線被ばくも少なからずあります。しかも検査後は、バリウムを出すために下剤を飲まなければなりません。ときには腸のなかでバリウムが固まってしまい、腹痛に襲われることもあります。

　内視鏡は直径1㎝ほどのものを、口から挿入します。その際、咽頭反射（オエッというやつ）が生じるので、検査前にのど麻酔を行う必要があります。人間ドックなどでは、鼻から入れるタイプの、もっと細い内視鏡を使っています。口からのものより断然楽だと評判です。また精神安定剤を打って、ウトウトしている間に検査を済ませてしまうこともあります。しかし対策型の検診では、そこまで丁寧にやってくれないので、内視鏡で苦しい思いをしたひとのなかには、二度とごめんというひとも大勢います。

　またバリウム検査は放射線技師が行いますが、内視鏡検査は医師しかできません。一度使った内視鏡は洗浄と消毒が必要で、それに数時間を要します。1日に何人も検査するには、かなりの本数の内視鏡を用意しておく必要があります。
　それらの事情から、検査料は内視鏡のほうが高く設定されています。そのためか、自治体によってはバリウムを勧めるところもあるようです。

**　ただ早期胃がんの発見率は、内視鏡がバリウムの2.5倍**

と言われています。しかも食道や十二指腸も同時に診てくれます。またバリウム検査でひっかかったら、再検査は内視鏡の一択です。

　ですからもし**胃がん検診を受けるとしたら「内視鏡のほうが得」**という結論になります。

38.　ピロリ菌感染とＡＢＣ検査

　胃がん検診は、胃がんの早期発見に役立ちますが、その前にピロリ菌（ヘリコバクター・ピロリ）の有無を調べておいたほうがいいでしょう。というのも、胃がんの最大の原因は、ピロリ菌だからです。ピロリ菌に感染していたら、まずはピロリ菌除去を行うべきですし、感染していなかったら、胃がんのリスクは低いですから、不愉快なバリウム検査や内視鏡検査を受けなくてもいいかもしれません。

　ピロリ菌は、菌を含んでいる不潔な水を飲むことで感染します。感染者の唾液から感染するという説も有力です。そのため親が感染していると、子供にうつってしまうこともあり得ます。感染が起こるのは、ほとんど乳幼児期に限られます。小学校の高学年ぐらいになると、免疫の働きにより、体内に入っても、大抵は排除されてしまうと言われています。

　免疫をかいくぐって侵入したピロリ菌は、胃壁のひだに取り付いて、一生棲み続けます。ほとんどの細菌は、口から入っても強力な胃酸によって溶けてしまいますが、ピロリ菌は胃酸を中和する能力を持っているため、胃のなかで元気に生きることができるのです。

　ピロリ菌に感染すると、ほとんどのひとが慢性胃炎になります。辛い痛みがあるひとから、ほとんど痛みを感じな

いひとまで症状はさまざまですが、なかには胃潰瘍に進んでしまうひとがいます。また慢性胃炎が長期にわたって続くと、胃粘膜が変性して、やがて胃がんになると考えられています。

　ただし、感染したら全員が胃がんになる、というわけではありません。ピロリ菌の感染者数は、日本全体で約3500万人と推定されています。それに対して胃がんの新規患者は、年間で約12万4000人（2019年）。その9割がピロリ菌によるものだとしても、全感染者の0.3パーセントに過ぎません。だからあまり怖がらなくていいのですが、もっと安心するためには、ピロリ菌に感染しているかどうか、感染しているとしたら胃がんになるリスクはどのくらいかを調べる必要があります。

　ピロリ菌検査は、希望すれば会社の健診に追加できるはずです。あるいは人間ドックでも受けることができます。

　まず、採血した血液中にピロリ菌に対する抗体があるかどうかを調べます。抗体が一定濃度以上あれば「陽性」と判定されます。

　次に、血液中のペプシノゲンいうタンパク質の濃度を測ります。ペプシノゲン濃度は、胃粘膜の劣化の状態を反映しています。濃度に応じて「陽性」かどうかが決まります。

　そして分類表に従って、胃がんのリスクをAからDの4段階に分けるのです（次ページの表30を参照）。これをABC検査と呼んでいます。なぜか「D」だけ入れてもらえないという、ちょっと不思議なネーミングになっています。

　A群のひとは健康な胃の持ち主で、胃がんの心配はほとんどありません。ここに入っているひとは、あえて**胃がん健診を受けなくても大丈夫**でしょう。

　B群のひとは、胃粘膜が少し弱っています。1年間の胃がん発生率は、1000人に1人程度とされています。まずピロリ菌を除菌し、加えて**数年に1回の割合で、内視鏡検査を受けたほうが良さそうです**。

　C群のひとは、胃粘膜が弱っています。1年間の胃がん発生率は、500人に1人程度です。やはりピロリ菌を除菌**して、1～2年に1回は内視鏡検査を受けるべきです**。

　D群のひとは、ピロリ菌は陰性ですが、ひょっとしたら抗体検査にひっかからなかっただけで、本当は感染しているかもしれません。抗体検査以外のピロリ菌検査を受け、もし感染が確認されたら、すぐに除菌しましょう。胃粘膜はかなり弱っていて、1年間の胃がん発生率は、100人に1人以上とされており、胃がんリスクが最も高いグループとされています。ここに入ってしまったひとは、**内視鏡検査を毎年受けたほうが良さそうです**。

　胃がん検診を受けるかどうか迷っているひとは、まずは
ＡＢＣ検査を受けてみてはいかがでしょうか。採血だけで
簡単に胃がんのリスクが分かるので、やって損はないと思
います。

表30　ＡＢＣ検査による胃がんリスクの分類

ＡＢＣ分類		ピロリ菌抗体	
		陰性（－）	陽性（＋）
ペプシノゲン	陰性（－）	A群	B群
	陽性（＋）	D群	C群

39.　肺がん検診

　対策型の肺がん検診は40歳以上が対象で、毎年1回受けることが推奨されています。内容は胸部レントゲン撮影です。職場健診で撮っているひとは、それで代用できるので、別途受診する必要はありません。

　受診前に、全員に問診票が渡されます。痰に血が混じるなどの自覚症状があると答えたひとは、レントゲンを撮らずに、そのまま精密検査となります。すでに肺がんが進行しているかもしれません。また自覚症状がなくても、50歳以上で喫煙指数が600以上のひとには、喀痰検査が追加されます。

　喫煙指数とは「1日の喫煙本数×喫煙年数」のことです。たとえば、いま50歳のひとで、20歳から毎日20本のペースで吸い続けてきたとすると「20本×30年＝600」となり、喀痰検査の対象者になります。

　喀痰検査とは、痰を顕微鏡で観察する検査です。痰のなかには、細かいゴミや埃、正常な肺細胞などいろいろなものが混じっています。しかし肺がんがあると、がん細胞が混じって出てくることがあるのです。

　喀痰検査は肺がんの有無の判定に有効ですが、肺のどのあたりにがんがあるかは分かりません。胸部レントゲン写真と組み合わせることによって、より正確なスクリーニン

グが可能になります。

　胸部レントゲン写真は正面から撮影するため、心臓、背骨、肋骨などの陰になって、肺がんが見落とされることがあります。そのため角度を変えて２枚以上撮影するのが好ましいとされています。２枚目は、真横から撮影するのが一般的です。ただし職場健診でそうしているところは、ほとんどありませんし、市町村が行う肺がん検診でも、そこまで丁寧にやってくれません。会社で受ける人間ドックなら、希望すれば２枚撮ってくれるはずです。

　では検診で、実際にどのくらい肺がんが見つかるのでしょうか。

　日本医師会のホームページによれば、肺がん検診受診者１万人に対して、要精密検査となったひとが160人。しかし最終的に肺がんと診断されたひとは、たった３人だそうです。

　ところが肺がんは大腸がんに次いで２番目に多いがんです。それでも肺がんが見つかるひとは、大腸がんと比べてずっと少ないのです。**検診による肺がんの早期発見は、かなり難しい**ということでしょう。

　そのためＣＴを用いた、任意型の肺がん検診を行う病院が増えてきています。「低線量肺がんＣＴ検査」と呼ばれるもので、通常のＣＴ検査と比べて被ばく量は10分の１で済み、しかも普通のレントゲン写真よりも早期発見率が

高いと言われています。

　ただし評価はまだ定まっていません。「国立がん研究セ
ンター・がん情報サービス」には、次のように書かれてい
ます。

　　　低線量の胸部CTによる肺がん検診は、死亡率減少
　　効果の有無を判断する証拠が不十分であるため、集団
　　を対象とした対策型検診としては勧められません。

　つまりエビデンスが不十分ということです。しかしヨー
ロッパやアメリカで行われた研究によれば、肺がん死亡率
を20〜30パーセント減らす効果があったという論文もあ
ります。

　料金は病院によって違いますが、相場は1万〜1万
5000円程度です。しかし数千円分を補助してくれる自治
体もあります。興味のあるひとは、自分の市町村が補助金
を出しているかどうか、調べてみるといいでしょう。

40. 乳がん検診

　乳がん罹患率（毎年新たに乳がんと診断されるひとの割合）は、女性のがんのなかでトップです。乳がん検診の対象者は40歳以上、2年に1回の受診が推奨されています。

　項目は医師による問診と、乳房エックス線検査（マンモグラフィー）です。乳房を板で挟んで、薄く伸ばした状態で撮影します。しかし乳房内の乳腺密度が高いひとは、がんが乳腺の陰に隠れてしまうため、見落とす可能性が高くなると言われています。その場合は超音波検査も追加で行うことがあります。

　また、ひとによってはマンモグラフィーはかなり痛いらしく、それが嫌で乳がん検診を受けたくないひともいます。そういうひとにも、本人の希望に応じて、超音波検査を行うことがあります。

　検査の結果、異常が見つかると要精密検査となります。日本医師会のホームページによれば、乳がん検診受診者1万人に対して、要精密検査となったひとが630人。そのなかで、本当に乳がんが見つかったのは30人でした。**胃がん・大腸がん検診よりは、信頼できる**と言っていいでしょう。

　乳がんは早期に発見できれば、ほとんどのひとが治るとされています。全国がん協議会（全がん協）の統計によれ

ば、ステージⅠの５年生存率は100パーセント、ステージⅡでも96パーセントとなっています。ステージⅢでは79.1パーセント、ステージⅣになると40.8パーセントと悪くなっていきます。

　乳がん検診は市町村が実施しますから、対象年齢になると市役所などから案内が送られてくるはずです。費用は自治体によって違い、完全に無料のところもあれば、3000円というところもあります。ただし最近は、福利厚生の一環として、費用の全額を負担してくれる会社が増えているようです。健保組合や総務部に確認してみるといいでしょう。

　20代、30代で乳がんになるひともいますが、そうした若年者の乳がん検診は、個人で受ける必要があります。その場合は、全額自己負担になります。病院によって多少違いがあるものの、だいたい１万円といったところです。

　何かしら自覚症状があって医者に診てもらった場合は、健康保険の対象になるので、３割負担（約3000円）で済みます。**自分で触ってしこりなどを感じた場合は、検診を待たずに病院に行くべき**です。

41．ＨＢＯＣと遺伝子検査

　乳がん検診で陰性と判定されても、血縁者に何人か乳がん患者が出ているひとは、いわゆる乳がん家系かもしれません。

　乳がんの原因はさまざまですが、日本人では乳がん全体の５〜10パーセントぐらいが遺伝性と言われています。そのなかでもＢＲＣＡ１遺伝子とＢＲＣＡ２遺伝子のいずれかに病的な変異があると、乳がんだけでなく、卵巣がんにもなりやすいことが知られています。これを「遺伝性乳がん卵巣がん症候群」（ＨＢＯＣ：hereditary breast and ovarian cancer syndrome）と呼びます。遺伝性乳がんの６割程度はＨＢＯＣだろうと考えられています。

　ＨＢＯＣに該当する女性は、70歳までに50パーセント以上の確率で乳がんや卵巣がんになることが分かっています。しかし自分が該当するかどうかは、ＢＲＣＡ１遺伝子とＢＲＣＡ２遺伝子（以下、まとめてＢＲＣＡ１・２と表記します）を調べる必要があります。

　国の対策型がん検診には組み込まれていないので、大きな病院の乳腺科などを受診する必要があります。血液を数cc採るだけですが、そこから遺伝子ＤＮＡを抽出し、最先端の装置で解析するため、それなりの費用がかかります。
　ただし次のいずれかの条件を満たせば健康保険の適用になります。

・45歳以下で乳がんになった。

・60歳以下でトリプルネガティブの乳がんになった。

・2ヵ所以上の乳がんを経験した。

・自分が乳がんと診断され、かつ第3度近親者までの血縁者に乳がんまたは卵巣がんになったひとがいる。

などです。その場合は、費用は6万600円プラスα（初診料など）となります。

　トリプルネガティブ乳がんとは、ホルモン療法や普通の抗がん剤治療が、ほとんど効かない乳がんです。また第3度近親者とは、父母、兄弟姉妹、子供、祖父母、叔父、叔母、孫、甥、姪はもちろん、曾祖父母、大叔父、大叔母、いとこなどまでです。

　条件を満たさないが検査して欲しいというひとは、全額自費になります。その場合、遺伝子をどこまで詳しく調べるかで、料金に大きな開きがあります。簡易的なものなら数万円、ある程度詳しく調べるなら20万円程度、ほかのがん関連の遺伝子まで調べたいなら数十万円といったところです。

　BRCA1・2の異常は、残念ながら男女を問わず子供に受け継がれます。乳がんや卵巣がんになるのは40歳を過ぎてからが多く、出産年齢のあいだは問題が生じないため、気づかずに子供を作ってしまうことがよくあります。

　父母のどちらかがこの遺伝子に異常があると、50パーセントの確率で子供に遺伝します。両親とも遺伝子に異常があれば、100パーセントです。ただし男の子が受け継いだとしても、将来乳がんになる確率は低いので、あまり心配しなくてもいいでしょう。女の子については、大病院で遺伝カウンセラーに、専門的なカウンセリングを受けたほうがいいでしょう。

　ＢＲＣＡ１・２検査が陽性、つまり病的な遺伝子変異が見つかった場合は、予防的手術を勧められるかもしれません。たとえば片方だけに乳がんができたひとは、もう片方も「予防的に」全摘したほうが安心です。さらに卵巣がんになるリスクをなくすため、卵巣と卵管を全摘する手術も、本人の希望に応じて行われます。あるいはすでに卵巣がんになったひとの乳房を、予防的に切除することもあります。

　予防的手術は、アメリカの女優アンジェリーナ・ジョリーが2013年に受けたことで、世界的に注目を集めました。日本では大きな議論の末、**現在は健康保険の対象になっています**。ただしあくまでも乳がんや卵巣がんになったひとが対象です。ＢＲＣＡ１・２検査が陽性でも、がんができてないひとは、健康保険の対象にはなりません。
　それでも希望するひとは、自由診療、つまり全額自費で手術を受けることができます。大学病院などで、まず遺伝カウンセリングを受けるといいと思います。

42.　子宮がん検診

　2019年の統計によると、この年に新たに子宮がんと診断されたひとは約2万9000人で、女性のがんのなかでは第5位でした。死亡数は、2021年の統計で約6800人で、女性のがん死亡の8位につけています。

　「子宮がん」と一口に言っていますが、子宮の入り口付近にできる「子宮頸がん（頸がん）」と、子宮本体にできる「子宮体がん（体がん）」に大きく分けられます。それぞれ原因も違えば、経過も異なります。

　体がんの多くは女性ホルモンに関係していると言われており、出産経験がない、閉経が遅いなどがリスク因子になっています。しかし約5パーセントは家族性、遺伝性と言われています。新規患者は20代から徐々に増え始め、50代〜60代がピークで、その後は減少していきます。

　頸がんの主な原因は、ヒトパピローマウイルス（HPV）感染です。性交によって感染しますが、大半は体の免疫によって排除されます。しかしウイルスが免疫をすり抜けると、子宮頸部の上皮細胞に侵入して、徐々にがん化させていきます。HPVワクチンによって、発病リスクを6〜7割減らすことができますが、日本では諸事情によりワクチン接種率が低いのは、ご存知のとおりです。患者は20歳を過ぎる頃から急増し、40代から50代でピークに至り、その後もあまり減りません。

　また頸がんは主に「扁平上皮がん」と呼ばれるもので、その名のとおり子宮頸部の表面にできるため、見つけやすいという性質があります。一方、体がんは「腺がん」と呼ばれる種類のものが多いのが特徴です。腺がんは上皮よりも奥にできやすいため、検診などでは見つけにくくなっています。

　若年患者が多いこと、早期にはほとんど自覚症状がないこと、検診で見つけやすいことなどから、対策型の子宮がん検診は、頸がんを対象にしています。

　対策型の子宮がん検診は、市町村が行うことになっており、費用は500〜2000円程度です。会社で受けることができれば、市町村の検診を受ける必要はありません。対象は20歳以上で、とくに異常が見つからなくても2年に1回受けることが推奨されています。

　内容は問診票と細胞診です。子宮頸部に専用器具を入れて、表面の細胞を採取して顕微鏡で調べます。

　気になる発見率ですが、日本医師会によれば、**受診者1万人当たり、要精密検査が240人で、実際に頸がんが見つかるひとは2人**ということです。要精密検査と言われたひとの多くは「細胞異形成」と呼ばれる、一種の前がん状態になっています。しかし病院に行っても、とくに治療などはせず、経過観察となることが多いのです。しかもしばら

くすると自然消滅していくことも多いため、**対策型として検診を行う意味があるかどうかは判断の難しいところ**です。

43. 前立腺がん検診

　前立腺がんは対策型検診の対象になっていませんが、職場健診にＰＳＡ検査を加えている会社は少なくありません。ＰＳＡとは前立腺で作られる酵素の一種で、精液のなかに含まれています。ところが前立腺がんができると、ＰＳＡが血液に溶けだしてくるのです。そこで逆に、血液中のＰＳＡ濃度を測れば、前立腺がんの有無が分かるという理屈です。

　ＰＳＡの基準値は、4 ng/mL（血液1ミリリットル当たり4ナノグラム）以下という、ごく微量です。また4〜10ng/mLはグレーゾーンと呼ばれています。「国立がん研究センター・がん情報サービス」によれば、グレーゾーンのひとの25〜40パーセントにがんが発見されるそうです。また100ng/mLを超えると、前立腺がんが強く疑われ、転移も疑われるとされています。

　一方、4 ng/mL以下でも前立腺がんが発見されることもあれば、10ng/mL以上でも発見できないこともあります。ですからＰＳＡ検査はあくまでもスクリーニングであって、結果をそのまま鵜呑みにしてはいけません。

　それに前立腺がんは、すべてのがんのなかでも死亡率の低いがんの一つです。新規患者数（2019年）は約9万5000人、死亡数は約1万3000人（2021年）ですが、5年生存率は、全ステージで99.1パーセントに達しています。

とくにステージⅠとⅡでは、100パーセントとなっており、仮に見つかったからといって、すぐにどうなるというものではありません。

　進行はかなりゆっくりで、しかも高齢者に多いため、前立腺がんで亡くなるより前に、本人の寿命が尽きてしまうこともあります。そのため、見つかっても何もしない（監視療法）ことも、少なくありません。本当に何もしないのかというと、そうではなく、半年ごとに直腸診やＰＳＡ検査を行いますが、急激な変化がない限り、これといった治療はしません。

　そんな緩いがんですから、ＰＳＡでスクリーニングすること自体、はたして意味があるのかという議論が、以前からありました。ＰＳＡ検査で前立腺がんの死亡率が下がったかというと、どうもそうではなさそうです。むしろ**前立腺がんが心配で、精密検査を受けた結果、勃起不全などになる**ひとが多く出て、デメリットのほうが大きいという意見もあります。

　前立腺がんの精密検査のためには「生検」といって、股間に太い針を刺して、前立腺組織や細胞のサンプルを採り、病理検査する必要があります。超音波装置で見ながら、針をゆっくり刺していくのですが、勃起や排尿に関係する神経を傷つけることがあり、そのための後遺症が出ることがあるのです。

　実際、2011年にアメリカ予防医学作業部会が「前立腺がんを疑わせる症状のない男性を対象としたＰＳＡを用いた前立腺がん検診は、年齢を問わずこれを行わないように」と勧告を出しています。ＰＳＡが高かったら心配で精神的ストレスが溜まりますし、精密検査を行えば、健康被害が生じる可能性があるからです。それだったら最初から検査しないほうが得ではないか、という判断でしょう。

　また国立がん研究センター・がん対策研究所のホームページには次のように書かれています。

　（ＰＳＡ検査は）死亡率減少効果の有無を判断する証拠が現状では不十分であるため、現在のところ対策型検診としては勧められません。任意型検診として行う場合には、受診者に対して、効果が不明であることと、過剰診断などの不利益について適切に説明する必要があります。

　一方、ＰＳＡ検査によって、前立腺がんの死亡率が大幅に下がったという研究結果もあります。そのため日本泌尿器科学会は、ＰＳＡ検査をもっと普及させるべきだという姿勢を取っています。

　このように評価が定まっていないため、ＰＳＡ検査を受けるべきかどうかは、あくまでも自己責任で決めるしかありません。

コラム8．がん検診のメリットとデメリット

　がんは日本人の死因の第1位です。2022年の1年間に亡くなったひとは、約157万人でしたが、そのうちの約39万人が、がんによるものでした。4人に1人が、がんで亡くなったことになります。しかも一生のうちにがんに罹る確率は、男女とも50パーセントを超えています。がん検診が早期発見・早期治療に結びつけば、メリットは大きいと言えるでしょう。

　ただし限界もあります。国が推進するのは、肺・胃・大腸・乳房・子宮頸部の5つのがんに限られます。しかもがんの発見率は、必ずしも高いとは言えません。日本医師会の「知っておきたいがん検診」というホームページ（https://www.med.or.jp/forest/gankenshin/data/detection/）に、対策型がん検診のデータが、分かりやすくまとめられています。
　それによれば、受診者1万人当たりの要精密検査者数と、実際にがんに罹っていたひとの人数は、次ページの表に示したようになっています。

　たとえば肺がん検診では、受診者1万人当たり、精密検査が必要と判定されたひとが160人ですが、肺がんが見つかったのは、そのうちの3人だけでした。残りの157人は「擬陽性」だったことになります。もちろん要精密検査と言われたひとの全員が精密検査を受けるわけではありませんが、それにしても擬陽性率が決して低くないことと、肺

がん発見率がかなり低いことが気になります。肺がんは日本人でもっとも多いがんのひとつですが、検診による発見率がこれだけ低いということは、逆に見落とし（偽陰性）もかなりいるのかもしれません。

　乳がん検診は、1万人が受診してそのうちの30人にがんが見つかるので、早期発見に役立っているように見えます。ただし擬陽性もかなりいます。胃がん、大腸がんでも、受診者の5〜6パーセントが擬陽性です。要精密検査と言われて、病院で検査を受け、その結果が出るまでには1ヵ月か、人によってはもっとかかるでしょう。その間、当人はずっと不安な思いに 苛まれることになります。

検診の種類	受診者1万人当たりの 要精密検査者数	受診者1万人当たりの がん罹患者数
肺がん	160人	3人
胃がん	652人	12人
大腸がん	592人	17人
乳がん	630人	30人
子宮頸がん	240人	2人

　また精密検査には、それなりの不快感が伴います。胃がんや大腸がんでは、上から、下から内視鏡を突っ込まれます。肺がんでは、ＣＴ検査などでそれなりの放射線被ばくを覚悟しなければなりません。乳がんや子宮頸がんでは、女性のデリケートな部分が対象になります。
　それで「白（がんではない）」と言われれば、ホッと安心できますが、同時になんとも釈然としないモヤモヤ感が

生じてくるかもしれません。

　国のがん検診には含まれていないＰＳＡ検査（前立腺がんの腫瘍マーカー）などは、もっと面倒です。それ自体は採血だけで済みますが、要精密検査となったら、診断には前立腺組織の生検が必要になります。股間に太い針を刺して、前立腺の組織や細胞の一部を採取して顕微鏡で観察するのですが、針が周辺の神経を傷つけると、排尿障害や勃起障害を引き起こすことがあります。それで「白」と言われても、検診を受けるんじゃなかったと後悔の念が込み上げてくることでしょう。

　こうした問題があるため、「国立がん研究センター・がん情報サービス」のホームページには、がん検診の利益と不利益が書かれています。まとめると次のようになります。

　　利益
　　　・（がん検診の）標的とするがんによる死亡を防ぐ
　　　・「早期発見」により治療が軽度ですむ
　　　・「異常なし」と診断されることで安心して生活できる

　　不利益
　　　・偽陰性（実際にはがんがあるのに、問題ないと判定されること）により、治療が遅れる
　　　・擬陽性（実際にはがんがないのに、がんを疑われ

ること）により、本来は受ける必要のない精密検
査で、心身に負担がかかる
・精密検査で問題ないことが判明するまで、不安な
日々を過ごす

　そういうことも踏まえて、受けるか受けないかは自己責
任。受けたことを後悔することもあれば、受けなかったこ
とを後悔することもあるのが、がん検診の難しいところで
す。

永田 宏

1959年、東京都生まれ。長浜バイオ大学バイオデータサイエンス学科教授。1985年、筑波大学理工学研究科修士課程修了（理学修士）。オリンパス光学工業株式会社（現・オリンパス株式会社）、株式会社KDDI研究所（現・株式会社KDDI総合研究所）、鈴鹿医療科学大学医用工学部教授などを経て現職。専門は医療情報学・医療経済学。2005年、東京医科歯科大学から博士（医学）を授与される。『血液型で分かる　なりやすい病気・なりにくい病気』（ブルーバックス）、『いらない保険　生命保険会社が知られたくない「本当の話」』（講談社+α新書、後田 亨氏との共著）ほか著書多数。

講談社+α新書　875-1 B

健診結果の読み方
気にしたほうがいい数値、気にしなくていい項目

永田 宏　©Hiroshi Nagata 2024

2024年 3月18日第1刷発行
2024年10月 3日第5刷発行

発行者―――――篠木和久

発行所―――――株式会社 講談社
東京都文京区音羽2-12-21 〒112-8001
電話 編集（03）5395-3522
　　　販売（03）5395-4415
　　　業務（03）5395-3615

KODANSHA

デザイン―――――鈴木成一デザイン室

本文データ制作―――朝日メディアインターナショナル株式会社

カバー印刷―――――共同印刷株式会社

印刷―――――――株式会社新藤慶昌堂

製本―――――――株式会社国宝社

講談社＋α新書